国家卫生健康委员会"十四五"规划教材

全国中等卫生职业教育教材

供护理专业用

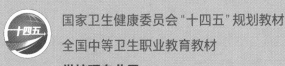

护理礼仪

第4版

主　编　郝　茹　宋海燕

副主编　张雅静　王朝香

编　者（以姓氏笔画为序）

马　丽（山东省烟台护士学校）

王朝香（山东省济宁卫生学校）

冯　辉（焦作卫生医药学校）

邢世波（山东省莱阳卫生学校）

刘小蓉（重庆市医药卫生学校）

刘旭琴（吕梁市卫生学校）

齐晓丹（黑龙江省鹤岗卫生学校）

宋海燕（东莞职业技术学院）

张雅静（太原市卫生学校）

林　琳（广东省潮州卫生学校）

郝　茹（焦作卫生医药学校）

人民卫生出版社

·北　京·

图书在版编目（CIP）数据

护理礼仪 / 郝茹，宋海燕主编. — 4 版. —北京：
人民卫生出版社，2022.12（2024.4 重印）
ISBN 978-7-117-34225-4

Ⅰ.①护…　Ⅱ.①郝…②宋…　Ⅲ.①护理 – 礼仪 –
医学院校 – 教材　Ⅳ.①R47

中国版本图书馆 CIP 数据核字（2022）第 241662 号

| 人卫智网 | www.ipmph.com | 医学教育、学术、考试、健康，购书智慧智能综合服务平台 |
| 人卫官网 | www.pmph.com | 人卫官方资讯发布平台 |

护 理 礼 仪

Huli liyi

第 4 版

主　　编：郝　茹　宋海燕
出版发行：人民卫生出版社（中继线 010-59780011）
地　　址：北京市朝阳区潘家园南里 19 号
邮　　编：100021
E - mail：pmph @ pmph.com
购书热线：010-59787592　010-59787584　010-65264830
印　　刷：人卫印务（北京）有限公司
经　　销：新华书店
开　　本：850 × 1168　1/16　印张：12
字　　数：255 千字
版　　次：2003 年 1 月第 1 版　　2022 年 12 月第 4 版
印　　次：2024 年 4 月第 5 次印刷
标准书号：ISBN 978-7-117-34225-4
定　　价：49.00 元

打击盗版举报电话：010-59787491　E-mail: WQ @ pmph.com
质量问题联系电话：010-59787234　E-mail: zhiliang @ pmph.com
数字融合服务电话：4001118166　E-mail: zengzhi @ pmph.com

修订说明

为服务卫生健康事业高质量发展,满足高素质技术技能人才的培养需求,人民卫生出版社在教育部、国家卫生健康委员会的领导和支持下,按照新修订的《中华人民共和国职业教育法》实施要求,紧紧围绕落实立德树人根本任务,依据最新版《职业教育专业目录》和《中等职业学校专业教学标准》,由全国卫生健康职业教育教学指导委员会指导,经过广泛的调研论证,启动了全国中等卫生职业教育护理、医学检验技术、医学影像技术、康复技术等专业第四轮规划教材修订工作。

第四轮修订坚持以习近平新时代中国特色社会主义思想为指导,全面落实党的二十大精神进教材和《习近平新时代中国特色社会主义思想进课程教材指南》《"党的领导"相关内容进大中小学课程教材指南》等要求,突出育人宗旨、就业导向,强调德技并修、知行合一,注重中高衔接、立体建设。坚持一体化设计,提升信息化水平,精选教材内容,反映课程思政实践成果,落实岗课赛证融通综合育人,体现新知识、新技术、新工艺和新方法。

第四轮教材按照《儿童青少年学习用品近视防控卫生要求》(GB 40070—2021)进行整体设计,纸张、印刷质量以及正文用字、行空等均达到要求,更有利于学生用眼卫生和健康学习。

前　言

　　护理礼仪是中等职业教育护理专业的重要专业拓展课程,也是入职护理岗位的必修课程,承载着落实立德树人根本任务、发展素质教育的重要功能。在医学教育创新发展和职业教育大改革、大发展的新形势下,我们在全国卫生健康职业教育教学指导委员会专家指导下,按照全面落实党的二十大精神进教材要求,依据职业教育国家教学标准体系相关要求,对全国中等卫生职业教育教材《护理礼仪》(第3版)进行了修订。

　　本次修订调整了教材的深度及广度,改进了表述方式,在内容、体例、形式等方面都有所创新。本教材专门塑造了中职学生的同龄人"李晓仪"这个虚拟人物。把教学内容以一个个情景和任务为线索,穿插在"李晓仪"刚入学在校学习,去临床见习和实习,直到参加工作这三个不同的阶段在护理工作礼仪方面的所见、所闻、所感中,并分别对应三个教学模块的礼仪知识体系。让学生与"李晓仪"共同学习护理礼仪,把护理工作中应当遵循的礼仪规范形成习惯。

　　本教材按照发现问题、分析问题、解决问题的逻辑结构,以礼仪规范在护理工作中的应用为主线,将护理工作中常见的礼仪问题贯穿学习全过程。让学生在情景呈现环节中发现礼仪问题,在情景分析环节中思考辨别礼仪问题,在任务准备、任务实施、任务评价环节中解决礼仪问题,在任务拓展环节中巩固礼仪知识和技能,体现基于工作的学习,培养学生的综合能力。每个模块设置项目导航图,对主要内容进行梳理。本教材还精心编排了"情景案例""任务活动""边学边练""李晓仪日记"等栏目,促使学生"做中学,学中做",让学生在讨论分析、参照演示的过程中明辨礼仪规范的正误,从而内化于心,外化于行。

　　本教材在"学习目标""知识拓展"等栏目中,有针对性地融入中华优秀传统文化、革命文化、社会主义核心价值观等思政元素,最后通过"李晓仪日记"进行总结提炼,在潜移默化中引导学生德技并修,发挥专业课教材育人育才的重要作用。

　　教材增加了护士脱帽礼仪、手机礼仪、涉外礼仪等反映行业和社会新进展的内容,更新了相关数字资源,纸数融合,服务新时代教学。为便于学生学习参照,本书配有148张精美图片。教材编写还得到了各参编院校、部分医院及有关专家的大力支持,在此谨致以诚挚的谢意!

　　本教材主要用于中等职业教育护理专业礼仪教学,也可用于各类护理礼仪培训。

　　由于水平所限,书中难免有疏漏和不足之处,恳请广大师生、同仁不吝赐教,以便日臻完善!

郝　茹　宋海燕

2023 年 9 月

目 录

模块一 护理基础礼仪——塑造赏心悦目的外表 1

项目一 护士仪表礼仪 1
任务一 为什么要学习礼仪 2
任务二 如何塑造得体的护士
职业形象 8
项目二 护士行为礼仪 23
任务一 如何塑造仪态美 24
任务二 如何在护理工作中体现
仪态美 47

模块二 护理社交礼仪——培养大方得体的言行 61

项目三 护士言谈礼仪 61
任务一 如何说话最能打动人心 62
任务二 如何正确表达自己 67
项目四 护士交往礼仪 80
任务一 护士基本交往礼仪 81
任务二 护士院内交往礼仪 95

模块三 护理工作礼仪——成为谦和有礼的护士 106

项目五 护士日常接待工作礼仪 106
任务一 护士日常接待工作 107

任务二 护士日常送别工作 119
项目六 各部门护理工作礼仪 126
任务一 门诊及急诊护士工作
礼仪 127
任务二 手术室护士工作礼仪 133
任务三 病区护士工作礼仪 137
项目七 护理操作礼仪 146
任务一 护理操作各阶段应注意的
礼仪规范 147
任务二 常用护理操作应注意的
礼仪规范 150

附录 165

实践指导 165
实践一 护士仪表礼仪规范训练 165
实践二 基本行为礼仪训练 166
实践三 护士工作行为礼仪训练 169
实践四 护士言谈礼仪训练 171
实践五 护士交往礼仪训练 173
实践六 护士日常接待工作礼仪
训练 177
实践七 护士综合礼仪素质训练 178

教学大纲(参考) 180
参考文献 184

模块一 护理基础礼仪——塑造赏心悦目的外表

项目一 护士仪表礼仪

项目一 数字内容

学习目标

1. 具有礼仪之邦的民族自豪感和职业礼仪素质。
2. 掌握护士仪表礼仪的具体内容及要求。
3. 熟悉礼仪的基本概念和学习护理礼仪的重要性。
4. 了解护士面部表情在工作中的重要作用。
5. 学会灵活运用护士仪表礼仪的要求,塑造和规范自己的职业形象。

【项目说明】

本项目的学习重点是护士仪表礼仪的相关内容及具体要求;学习难点是能够根据工作场合,设计恰当的职业形象。学习过程中应将基础礼仪知识灵活运用于具体的工作实践之中,并始终用礼仪标准规范自己的言行。

礼仪是一种行为规范,是对生活和工作中的礼貌、礼节及仪态的规范性要求。讲究礼仪是社会文明发展进步、社会生活和谐有序的客观需要,也是塑造良好的职业形象,顺利开展护理工作的需要。

职业形象礼仪是入职护理工作的第一课。塑造良好的护士形象,要具备一定的礼仪基础知识和基本礼仪规范。良好的职业形象,不仅能体现护士个人的整体修养与专业水准,也可以表达对患者的尊重、友善和真诚,有助于增进护患关系,促进患者的康复。这部分内容虽然简单,但学习时需要重视细节,反复训练,方可转化为自觉行动,养成良好的习惯。

【项目导航】

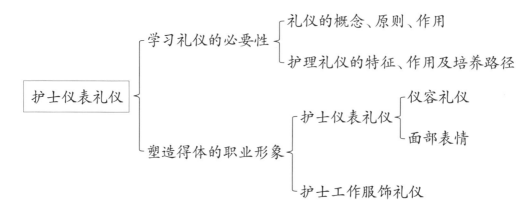

护士仪表礼仪
- 学习礼仪的必要性
  - 礼仪的概念、原则、作用
  - 护理礼仪的特征、作用及培养路径
- 塑造得体的职业形象
  - 护士仪表礼仪
    - 仪容礼仪
    - 面部表情
  - 护士工作服饰礼仪

任务一　为什么要学习礼仪

【情景呈现】

情景一

暑假，妈妈带李晓仪到医院接种疫苗。李晓仪害怕打针，每次到医院都很紧张。到了医院，一位护士阿姨迎了上来，她穿着干净整洁的护士服，头戴护士帽，面带微笑，热情地询问她们需要什么帮助。当得知她们是来注射疫苗后，护士阿姨一边贴心地引导，一边详细地介绍了接种疫苗的流程和注意事项。李晓仪顺利完成接种后，那位护士阿姨的身影始终萦绕在她心头。李晓仪心中的目标更清晰了——自己也要成为像阿姨一样的护士！

情景二

李晓仪有一个护士的梦想。今天，她专门来到一所开设护理专业的学校咨询。还没到学校，就看到有一处被围得水泄不通。走近一看，原来是两个女孩不知什么原因吵了起来。她们大吼大叫，吵得面红耳赤，不可开交，完全不在乎别人的感受。最终她们在热心群众的劝阻下才安静了下来。

【情景分析】

请同学们认真分析以上情景，你喜欢两个情景中的哪个人物？请说明原因。你觉得情景中的哪个人物有不当之处？应当如何改进？

在日常生活中，有些人看起来赏心悦目，言行举止彬彬有礼、落落大方；有些人邋里邋遢，言行举止傲慢无礼。是什么原因造成了这两者的差异呢？追根溯源，是礼仪修养的差异。同学们，你想给大家留下什么样的印象呢？赶紧从今天开始学习和实践礼仪知识吧！

【任务准备】

物品准备

准备《护理礼仪》教材、笔等物品。

知识准备

我国自古以来就有"衣冠上国，礼仪之邦"的美誉。早在周代就产生了《周礼》《礼记》等影响广泛的著作。著名思想家、教育家孔子教导学生"不学礼，无以立"。礼仪是衡量一个国家社会风气和民族精神的重要标志，能够反映出一个人的思想道德水平和文明程度。讲究礼仪是社会生活和谐有序、社会文明发展进步的客观需求。

现代社会对行业礼仪的要求越来越高，不少行业已把礼仪培训作为职员上岗前的必备条件。作为展示社会主义精神文明建设的窗口，护理人员在照护病患、减轻痛苦、保障健康等方面所体现出的职业道德和专业素质，不仅关系到护理工作能否顺利开展，还关系到患者的康复进程，更关系到社会的和谐稳定。因此，护理礼仪教育也成为护理专业学生的必修课。

一、礼 仪 概 述

礼仪是人际交往中约定俗成的行为规范与准则，是礼貌、礼节、仪表、仪式等具体形式的统称，是文明社会人们彼此交往的基本修养。

（一）礼仪的基本概念

1. 礼貌　指在人际交往过程中通过语言和动作表现出的尊重和友好。如尊称、主动打招呼、道谢等。

2. 礼节　指社会交往中表示尊重、祝贺、慰问或哀悼等的惯用形式。礼节是礼貌在语言、行为、仪态等方面的具体表现形式。如接待来宾时的握手、献花等。

3. 仪表　指人的外在表现，包括容貌、姿态、服饰、风度、个人卫生等。

4. 仪式　指在一定场合举行有专门程序规范的活动，如各种会议、项目的开幕式或闭幕式、颁奖仪式、签字仪式等。

 知识拓展

礼仪的起源

对于礼仪的起源，可大致归纳为以下 3 种观点。

1. 起源于祭祀。最初指祭神的器物和仪式。东汉许慎的《说文解字》对"礼"字的解释是："履也。所以事神致福也。从示从豊，豊亦声。"

2. 起源于风俗习惯。在人与人的交往中，为了使交往活动更有序，人们更具亲和力，逐渐产生了约定俗成的习惯即礼仪。

3. 为表达自身感情而存在。

（二）礼仪的基本原则

1. 遵守的原则　在交际活动中，每一位参与者不论其身份高低、职位大小、财富多少,都必须自觉自愿地遵守礼仪规则,并以此规范自己的言行举止。任何人都有自觉遵守礼仪、应用礼仪的义务,否则将会受到公众的指责。

2. 自律的原则　礼仪是一种社会交往中自然形成的公共规则,是靠每个人自觉地自我约束、自我控制、自我检点、自我对照和自我反省来实现。礼仪更强调律己,"己所不欲,勿施于人",如果不能严格要求自己,只会挑剔别人,不讲慎独与克己,遵守礼仪就无从谈起。只有每个人都按照要求严格规范自己的言行,树立公共道德观念,人与人之间的交往才会和谐顺利。

3. 尊重的原则　尊重包括自尊和尊重他人,要求人们在人际活动中不仅要尊重自己,维护自己的尊严,更要尊重他人。尊重他人的生活习惯、兴趣爱好、人格价值等。尊重是相互的,只有互相谦让、互相尊敬、友好相待才能和睦相处。

 礼仪小故事

北宋杨时在 40 多岁时与好友游酢一起去向程颐求教,凑巧赶上程颐在屋中打盹儿。杨时便劝告游酢不要惊醒老师,于是两人静立门口,等老师醒来。一会儿下起了鹅毛大雪,雪越下越急,杨时和游酢却还立在雪中。游酢实在冻得受不了,几次想叫醒程颐,都被杨时拦住了。程颐一觉醒来,才发现门外的两个"雪人"。由此留下了"程门立雪"的千古佳话。

资料来源:《宋史》

4. 宽容的原则　即在人的交往活动中要严于律己、宽以待人。每个人的认知、理解和解决问题的能力是有差别的,我们不能强求别人与自己完全保持一致。要理解他人,不应求全责备、斤斤计较、过分苛求。

5. 平等的原则　礼仪交往的核心内容是尊重,只有平等相待,才能体现对人的尊重。社会主义社会人们只有分工的不同,没有阶级和地位的不同,每个人都享有同等的权利与义务,都应该得到同等的对待,因此在人际交往过程中要一视同仁,相互尊重,不卑不亢。

6. 从俗的原则　礼仪与各民族的风俗习惯、宗教信仰等有很大关系。由于国情、民俗、文化背景的差异,人际交往中存在着"十里不同风、百里不同俗"的现象。礼仪交往要求人们尊重对方,入乡随俗,入境问禁,而不能妄自尊大,自以为是或简单否定其他民族和国家的习俗。

7. 真诚的原则　真诚是人与人相处的基本态度,是一个人外在行为和内在道德的统一。真诚的原则是人们在运用礼仪过程中做到诚信无欺,言行一致、表里如一,不能口是心非、阳奉阴违,当面一套,背后一套。

8. 适度的原则　是指人们在交往过程中,应注意掌握技巧,合乎规范,把握分寸,适度得体。凡事过犹不及,既要彬彬有礼,又不能低三下四;既要热情大方,又不能轻浮诌诶;既要诚挚友好,又不能虚伪客套;既要坦率真诚,又不能言过其实;既要优雅得体,又不能夸张造作;既要尊重习俗,又不能粗俗无礼。

(三)礼仪的作用

礼仪是人们交际生活中的礼节仪式。热情的问候、友善的目光、亲切的微笑、文雅的谈吐、得体的举止等礼仪形式的表达,既有利于个人,又有利于社会。

1. 提高自身修养 礼仪是一个人思想水平、文化修养、交际能力的外在表现,是衡量一个人文明程度的准绳。它不仅反映着一个人的交往技巧与应变能力,也反映着一个人的气质风度、阅历见识、道德情操和精神风貌。学习和运用礼仪,不仅可以提高个人的修养,更可以提高个人的文明程度。

2. 美化自身、美化生活 学习和运用礼仪,可以规范地设计和维护个人形象,充分地展示个人的良好修养与优雅风度,对自身起着美化的作用。当每一个人都能够重视美化自身,都能够以礼待人时,人和人之间将变得更加和睦,生活将变得更加温馨,这时美化自身就会发展为美化生活。

3. 改善人际关系 学习和运用礼仪,不仅可以使个人在交际活动中充满自信,胸有成竹,处事不惊,更能够帮助人们规范彼此的交际行为,更好地向交往对象表达自己的尊重、敬佩、友好与友善,增进人与人之间的了解与信任。如果每个人都能够正确地运用礼仪,长此以往,必将促进社会交往的进一步发展,帮助人们更好地取得交际的成功,进而造就和谐、宽松的人际关系。

4. 净化社会风气、创建精神文明 "人无礼则不生,事无礼则不成,国家无礼则不宁"(《荀子·修身》)。对社会来讲,礼仪是精神文明建设的重要组成部分,是社会文明程度、道德境界和生活习俗的反映。每个人都遵守礼仪,运用礼仪,将有助于社会风气的净化、精神品位的提升,推进社会主义精神文明的建设。

二、护理礼仪与职业形象培养

护理礼仪是护理专业的行为规范,是指护理工作者在进行医疗护理和健康服务过程中,形成的被大家认可的和自觉遵守的行为规范和准则。它既是护理工作者修养素质的外在表现,也是职业道德的具体表现。

(一)护理礼仪的特征

1. 规范性 护理礼仪是护理人员必须遵守的行为规范,是在相关法律、规章、制度、守则的基础上,要求护理人员可以做什么、不可以做什么,对护理人员的待人接物、律己敬人、行为举止等方面规定的模式或标准。

2. 强制性 为保证护理礼仪的严肃性和规范性,护理礼仪中的诸多内容是基于法律、规章、守则和原则基础上的,对护理人员具有一定的约束力和强制性。

3. 综合性 护理礼仪作为一种专业文化,是护士综合素质的体现,是护理服务科学性与艺术性的统一，是人文与科技的结合，是伦理学与美学的结合。在护理活动中体现出护士的科学态度、人文精神和文化内涵。

4. 适应性　护理礼仪的适应性是指护士对不同的礼仪文化，或不同的服务对象有适应的能力。护理工作面对的患者其文化、信仰、风俗习惯等各方面都有所不同，护士要在工作中尊重患者并在交流、接触、调整中相互融合适应。

5. 可行性　护理礼仪要运用于护理实践中，并成为工作中的行为规范，因此应注重礼仪的有效性和可行性，得到护理对象的认同和接受。

（二）护理礼仪的作用

1. 有助于护理服务质量的提高　随着人们对健康的需求以及对医疗服务质量的要求越来越高，礼仪已成为代表医院文化建设的重要成分。在临床护理工作中，礼仪被融于护理操作的每个环节。良好的护理礼仪可以创造一个友善、亲切、健康向上的人文环境，使患者在心理上得以平衡和稳定，起到药物所起不到的作用，达到良好的治疗效果，提高护理服务工作质量。

2. 有助于患者的康复　我国著名外科学家黄家驷教授曾说："护士和患者的接触比医生要多得多，病情觉察得比医生要早，患者有什么话，时常会对护士说，因此，患者健康的恢复对护理的依赖丝毫不低于医生。"护士整洁的仪表、优雅亲切的举止、热情关怀的言语会给患者留下良好的印象，赢得患者的信任与配合，对患者的康复起到积极促进的作用。

3. 有助于职业形象的塑造　护理礼仪是护士职业形象的具体表现，通过规范护士的礼仪行为，赢得人们对护士的尊重和爱戴，使护理礼仪在护理服务中的价值逐渐被认可，推动护理礼仪的良性循环，提升护理人员在社会上的地位，使护士良好的职业形象不断传承和发展。

4. 有助于医院整体形象的提升　护士在工作场所的言谈举止、衣着服饰，已不再是单纯的个人行为，而是代表一个科室，一所医院。规范的护理礼仪不仅会赢得患者信赖和支持，建立良好的护患关系，还有助于提升医院在社会公众心目中的地位和声誉，从而提高医院的声望和竞争力。

（三）护士职业形象的培养路径

在实际工作中，护理工作比医生的工作更为广泛，患者的治疗、观察、照料等大部分工作，都是由护士直接实施或在护士的参与下完成的，护士对患者的情况最了解、最熟悉，对患者的影响也最广泛、最持久。护理工作的这些特点对护士的职业形象提出了较高的要求。

1. 掌握扎实的专业知识和技能　丰富的科学文化知识，可以拓宽视野，开阔思路，培养护士科学的思维方法，为良好职业形象的培养提供条件。扎实的专业技能是护理工作顺利进行的保证，是护士树立职业形象要做到的第一步，是护士职业形象培养的基础。

2. 加强道德品质培养　道德品质是一个人的内在素质，优秀的道德品质能让一个人获得人格上的赞誉，产生自身独特的魅力。护士职业的特殊性要求护士必须培养出富有爱心、耐心、细心和责任心的道德品质。因此，加强道德品质和礼仪修养的培养，才能树立良好的职业形象。

3. 锻炼意志品质　要把遵循职业行为规范转化为自觉的行动，需要长期坚持，职业形象的树立和培养不是一朝一夕的事，会受各种因素的干扰，如自身情绪、他人和外界的影响等。

4. 明确定位　护士职业的定位是护士对其身份的认同，能使自己的行为与职业规范的要求和他人、社会的期望相符合，是个人对护理工作的认识和再认识。这一过程决定了提高认识是一个内化的过程，是树立职业形象的起点，也是实现礼仪修养的前提。在此基础上，还要坚持知和行的统一，通过训练和参加实践，虚心向榜样学习，不断完善自我，培养良好的职业形象。

【任务实施】

1. 请同学自由组合，4～6人一组，认真查看以上情景，讨论分析是什么引发了李晓仪的思想波动；
2. 你认为情景中的哪个人物值得学习，请写出至少三条，并说明原因；
3. 你认为情景中的哪个人物存在问题，请写出至少三条，并提出改进方案；
4. 汇报、交流、分享学习成果，相互学习借鉴；
5. 请老师和其他同学评价学习效果。

【任务评价】

表1-1　学习评价表

评价项目	评价内容	自评	互评	教师点评
礼仪知识	能够准确说出礼仪的概念和作用； 能够准确说出护理礼仪的作用和培养护士职业形象的方法			
礼仪技能	能够正确判断情景中人物行为的正确与否； 能够对问题行为提出正确合理的改进措施； 能够有意识地按照礼仪规范修正自己的行为； 注重课堂中的行为礼仪，团队合作融洽			
礼仪态度	注重行为礼仪习惯的养成； 善于沟通，在学习过程中处处体现出较强的礼仪素质			
综合评价				
努力方向				

【任务拓展】

〖**基础**〗 李晓仪认为，护士学习礼仪是十分必要的，你的想法跟她一样吗？请至少列举出三条理由。

〔**提高**〕 我国自古以来有哪些礼仪传统和礼仪佳话,请加以收集,并在分享活动中交流。

〔**挑战**〕 随机拍摄周围行人的照片,收集仪仗队、空乘人员的图片,将两组照片进行对比,找出区别点,并与周围的同学交流分享。

(冯 辉)

任务二 如何塑造得体的护士职业形象

【情景呈现】

情景一

成为一名护士是李晓仪的心愿,现在她已经是护理专业的一名学生了。今天,李晓仪跟着老师去医院参加见习。在见习期间,李晓仪看到这样一件事。王阿姨因外伤入院,她的责任护士小刘刚刚参与了危重患者抢救,来不及休息,就热情地帮王阿姨办理住院相关事宜,并耐心地介绍病房布局,讲解注意事项。王阿姨看到小刘的护士服上有一片血迹,衣服后背也被汗水浸湿,就找到了护士长,要求更换责任护士。李晓仪觉得刘护士太委屈。

情景二

新入职护士小杨是一个性格活泼开朗的女孩,她工作认真,对待患者也热情耐心。为了给患者留下好印象,小杨每天上班都画精致的妆:艳丽的眼影,浓黑的眼线,又长又卷的假睫毛。最近她刚染了银色的头发,还做了精致的大红色指甲。后来,李晓仪听说小杨被护士长批评了,让她把头发和指甲恢复原状。

【情景分析】

请认真查看并分析以上情景,你觉得李晓仪的想法正确吗? 你认为情景中的人物是否存在不当之处? 请说明原因并提出改进措施。你认为护士的仪表会影响护理工作吗? 为什么?

护士仪表是护理职业对护士外部形象的要求,护士的精神面貌在一定程度上体现了医院的精神面貌。规范得体的护士职业形象能够传递给患者业务精良、训练有素、值得信赖的良好印象。

护士仪表包括护士的容貌、姿态、发型、个人卫生以及服饰等内容,在工作过程中要注重整体,不可顾此失彼。

同学们,你们想做最美护士吗? 动起手来,给自己打造出满意的职业形象吧! 比一比,看看谁是最美护士。

 边学边练

请穿上护士服,戴好护士帽,为现在的你拍张照,并与周围的同学进行对比,找一找谁是最美的护士。

【任务准备】

物品准备

准备《护理礼仪》教材、水笔、护士服、护士帽、护士鞋、发卡、发网等物品。

知识准备

一、护士仪表礼仪

仪表指由人的容貌、姿态、风度等构成的外表，也有准则、模范的含义。在仪表礼仪中，仪容占有十分重要的位置。仪容，一般是指人的外貌或容貌，是个人仪表的基本要素。仪容仪表是个人涵养的外在表现，就像一张没有文字却形象生动的名片。中国有"文质彬彬，而后君子"的古训。在与人交往的过程中，良好的第一印象往往是通向成功的重要因素。

护士仪表是传达给患者感官最直接、最生动的第一信息，影响着患者对护士，乃至其所在科室和医院的整体评价，在一定程度上带有社会化、宽泛化、职业化的内涵。

（一）仪容礼仪

头面仪容是个体仪容的焦点，是指由面容、发式构成的外观容貌。护士在修饰头面仪容时，要遵循整洁简约、大方得体的基本原则。

（1）面部仪容：护士每天都要与患者接触。因此，整洁、干净的面部仪容是护士最基本的职业礼仪要求。面部仪容是指护士在护理过程中，面部的外观容貌。当一位护士容光焕发地出现在患者面前时，虽然要传递的实体信息尚未发出，但患者已从干净整洁的仪容上感知到了重视和尊重。

面部仪容包括仪容自然美、仪容修饰美、仪容内在美三个方面。忽视其中任何一方面，都会影响仪容整体美。仪容的内在美是最高境界，仪容的自然美由基因所决定，而仪容的修饰美则是仪容礼仪关注的重点。面容因受遗传等先天因素的影响，人与人之间差异较大。俗话说："人靠衣装马靠鞍"，天生丽质虽然在人体美上占一定的优势，但后天的修饰和培养也是仪容美不容忽视的关键因素（图1-1）。

面部仪容的基本要求是：

1）保持卫生：卫生是护士仪容礼仪的基本要求之一。护士从事的是维护人体健康的工作，必须要养成良好的个人卫生习惯。护士的面容应注意保持清洁，养成勤洗脸、勤刷牙、勤洗澡、勤洗发的卫生习惯，及时清除眼角、耳、鼻等处的分泌物。不要留长指甲，禁止涂有色指甲油，不要喷洒过浓的香水，以免引起患者身体和心理上的不良反应。

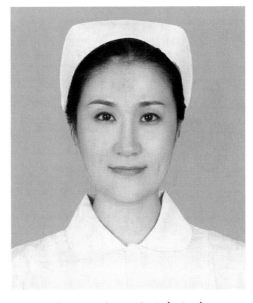

图 1-1　护士的面部仪容

护士上班前尽量不吃葱、蒜、韭菜，或腐乳、酒之类味道浓烈的食品，以免出现口腔异味。

2）恰当修饰：常言道"三分容貌，七分打扮"。护士除了要讲究个人卫生，还应适度修饰打扮，展现精致干练的职业形象。护士的发型和面容要根据职业的要求，以及脸型和五官的特点来修饰，做到因人而异，扬长避短，以不影响工作为宜。上班时，"淡扫娥眉"既可掩饰自身容貌的缺陷，又可令自己精神振奋，让他人感到充满活力与自信。护士的面部化妆应淡雅得体，庄重大方，妆面颜色不能过于复杂艳丽，力求体现自然美。

3）注重整体：护士面部仪容要注重整体效果。洁净的皮肤，端正的五官，利落的发型，淡雅的妆面，多方面因素的和谐统一，能给整体形象加分。在修饰过程中应避免某一部分过分突出，而破坏整体和谐的情况。相反，一味追求面面俱到或不顾自身的特点去模仿他人，就会"东施效颦"，变得俗不可耐。因此，面部仪容应是恰当、和谐、统一的整体美。

4）注重外在美与心灵美的统一："慧于中而秀于外"就是反映一个文化水平较高的人，举手投足间，会由内而外地散发出温文尔雅的气质。护士面部仪容不仅强调外在美，还应强调内在美。护士应注重提高个人的内在素质，如果缺乏文化修养、文明礼貌，所有外在的容颜、服饰、打扮、行为都会显得矫揉造作，缺少精神支撑，这样的美是经不起时间考验的。

（2）头发：护理人员的头发要经常洗护，保持清洁卫生，避免出现油腻、异味、脱屑等现象。头发应勤修剪，长短适中，可因性别、年龄、身高、体形而异。发型和发色不应过分追求时尚前卫，不能染颜色怪异的发色，做造型夸张的发型。男护士的发型应注意前发不附额，侧发不掩耳，后发不及领，尽量不留大鬓角和长发，也不应剃光头。女护士工作场合不能长发披肩，应将头发盘成发髻，或戴发网固定好，头发前不过眉，后不过领，侧不过耳。短发者侧发不要超过耳下3厘米，否则也应盘起或使用发网（图1-2、图1-3）。

（3）妆面：恰当的妆面能够扬长避短，增加个人魅力，护士在工作场合提倡淡妆上岗。护士妆属于职业妆的范畴，应自然真实，适宜得体，化妆时应因人而异，整体协调（图1-4）。

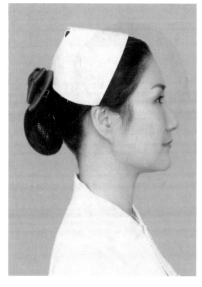 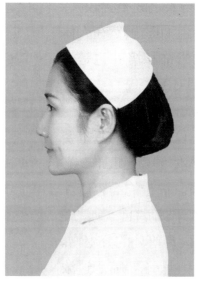 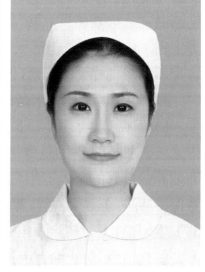

图1-2　护士头发整理1（头花）　图1-3　护士头发整理2（发网）　图1-4　护士日常妆面

护士职业妆

参考下列化妆步骤，给自己画一个护士职业妆。

1. 修眉　根据自己的脸型选择恰当的眉型，利用眉刀、眉剪、眉镊等修眉工具，去除多余的或过长的眉毛，使眉形连贯、清晰、流畅。

2. 洁面和护肤　用合适的面部清洁产品，彻底清洁面部皮肤，擦干后涂敷化妆水及润肤乳液或润肤霜等护肤品。

3. 涂粉底　选择与肤色相近的粉底颜色，使用海绵或手指，采用点、按、抹、压的手法，均匀地将粉底涂敷于整个面部。眼周、鼻翼、嘴角等表情丰富的部位要适当薄涂，以免脱妆。涂敷时注意下颌部和颈部的衔接，不要出现明显的界限和色差。

4. 定妆　用粉扑或刷子蘸取适量散粉轻按面部，并扫去多余的散粉，防止妆面脱落，减少面部的油光感。

5. 画眉　选择与眉毛颜色接近的眉笔，顺着眉毛的生长方向，一根一根地描画出合适的眉形。注意突出眉毛的立体形状，眉头最低最粗，颜色最浅淡；眉峰位于整条眉毛的外2/3处，位置最高，颜色最深；眉尾最细，不能低于眉头。整个眉毛线条要流畅，左右要对称。

6. 眼部化妆　护士的眼部化妆要尽量简洁自然，不应浓妆艳抹，过度修饰。眼影颜色宜选择棕色、深灰色等自然柔和的色系，尽量不使用大红、柠檬黄、湖蓝、橙色等色彩艳丽、饱和度较高的颜色。涂抹时使用眼影刷，沿睫毛根部向上涂抹，体现出由深到浅的晕染效果。范围尽量控制在双眼皮褶皱线内侧，避免范围过大的烟熏妆。眼线以不画为宜，或者仅仅沿着睫毛根部画出纤细的上眼线即可，避免过长过宽的夸张眼线。睫毛的修饰以略微涂抹睫毛膏为宜，工作场合不应使用假睫毛。

7. 晕染腮红　选择合适的腮红颜色，用腮红刷蘸取适量腮红，根据脸型适量晕染在颧骨周围。

8. 画唇　根据眼影颜色及腮红颜色，选择与之搭配的唇膏色，用唇刷均匀地涂抹整个唇部，注意轮廓清晰，左右对称。工作场合，应避免使用颜色过于艳丽的口红。唇色较好的人也可不用唇膏，仅用唇彩增加唇部光泽即可。因工作需要佩戴口罩的护士，可以省略此步骤。

9. 检查妆面　与镜子保持2米左右的距离，观察妆面的整体效果。检查妆面颜色是否搭配恰当，左右是否对称，有无过浓或瑕疵，并进行调整与修饰。

此外，在化妆时还要注意一些禁忌：一忌当众化妆补妆，二忌浓妆艳抹，三忌妆面残缺，四忌离奇出众。

（二）面部表情

表情是人的思想感情和内在情绪的外露，也是护士与患者相互交流的重要形式之一。护士面部表情应体现自信、亲切、沉稳的特征，给患者安全信赖感，使患者感受到护士的尊重、关心和爱护，有利于建立良好的护患关系。构成表情的主要因素是目光和微笑。

1. 目光　眼睛是心灵的窗户，目光是面部表情的核心。眼睛能传达喜、怒、哀、乐等不同的情感，也是各种感觉器官中接收信息最多的部位。在各种礼仪中，目光运用得是否恰当，不仅直接影响整个面部表情，还决定着交流过程的顺利与否。

护士与患者进行交流时，目光的交流总是必不可少的。交流过程中，护士要善于不断地运用目光表达自己的意愿、情感，还要及时观察患者，准确地解读患者的意愿。在与患者交流时，护士应避免出现东张西望、不停地看手机和手表或者忙于手头工作的不礼貌行为。

（1）注视部位：护士在与患者交往中，其目光注视部位要根据双方距离的远近以及工作内容而定。当问候对方、听取诉说、征求意见、强调要点、表示诚意、与人道别时，应注视对方以示尊重。

在接待患者或与患者长时间交谈时，一般应注视双眼到鼻尖组成的倒三角区域，不能长时间将目光集中于对方脸上的某个部位。

双方相距较远时，可将对方额头和双肩构成的三角区域作为注视点。一般情况下，头顶、胸部、裆部与腿部不应作为注视点。更不能上下打量人，这种轻蔑和挑衅的表示，容易引致对方的不满情绪。

（2）注视时间：注视时间往往代表着重视的程度，时间越长表示重视的程度越高。表示友好时，注视对方的时间应占全部相处时间的 1/3 以上。目光注视时间达不到相处时间的 1/3 时，表示轻视或不感兴趣，不易赢得对方的信任。但也需注意，不能连续长时间注视对方某一部位，否则会给对方造成压迫感和威胁感。

表示重视时，如听报告、请教问题，或为患者进行入院评估，注视对方的时间应占全部相处时间的 2/3 左右，以示关注和重视。

（3）注视角度：接待患者或家属时可使用正视，以示尊重。与对方交谈时可使用平视，以示平等。应避免斜视、轻瞟等容易引发争议的注视角度。

此外，护士在正确运用目光的同时，还要时刻观察对方目光的含义，分析其内心活动和意向，及时调整自己的目光、表情和谈话内容，以便顺利开展工作。

 边学边练

与你周围的同学相互对视，试着用目光表达喜悦、厌烦、吃惊、生气等情绪，相互猜一猜，看看谁的眼睛最会"说话"。

2. 微笑　微笑是内心情绪的自然流露，也是人际交往中的一种润滑剂。自然真诚的微笑具有多方面的魅力，它虽然无声，却可以表达出高兴、同意、赞许、同情等许多信息。走进单位，同事向你微微一笑，会感到心情舒畅；学生回答问题感到困难时，老师的微笑和点头会使其增添信心；对患者来说，护士的微笑胜过千言万语，可以大大缩短护患之间的距离，消除护患之间的陌生感和恐惧感，增添战胜疾病的勇气。因此，护士应该比其他行业的从业者更善于运用微笑（图1-5、图1-6）。

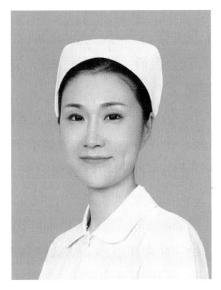

图1-5　护士微笑1

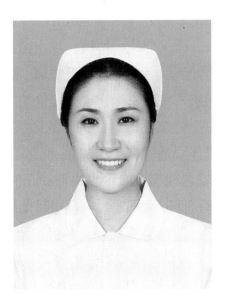

图1-6　护士微笑2

 边学边练

下课后，面对镜子看看自己微笑的面容，试着分别感受一下笑不露齿，露出八颗牙齿等不同程度的微笑。并与同学交流，找出自己最美的微笑状态。以后每天清晨梳洗时，试着对自己微笑一分钟，坚持两个月后形成肌肉记忆，最美的微笑就可以保留下来，成为自己的微笑名片。

（1）微笑的作用：护士微笑是护理过程中含笑的面容。一般说来，工作中应当面带笑容并保持微笑，为患者创造出一种倍感轻松的氛围。

从心理角度来看，护士的微笑是积极、乐观的一种表情，可以在一定程度上改变患者的生疏与悲观的态度，调节患者的情绪；可以创造出一种和谐融洽的病房气氛，让患者感到愉悦。即使是面对濒危患者，护士的微笑也比冷面无情更能体现对其临终的人文关怀。

 边学边练

与你周围的同学相视而笑，找一找哪位同学的微笑最动人，并分析如何拥有真诚动人的微笑。

（2）微笑服务中要注意以下几个方面：

第一，微笑要自然真诚。护士的微笑应当"发乎情，出乎心"，蕴涵丰富的情感，透出内心的纯真，是自然大方的流露，是真诚友善的传递。护士的微笑不允许丝毫的"作秀"和外加的"包装"，只有用"诚心"托起的微笑才会得到患者和家属的信任与敬重。此外，护士在上班时一定要学会处理因个人恩怨、家庭琐事、工作矛盾引发的不良情绪，学会消除不良情绪的方法。努力做到"内心喜怒不形于色"，不可把私人情绪带到工作岗位。

第二，微笑要统一协调。护士微笑时，应当是眉、眼、鼻、口、齿以及面部肌肉等各部位的综合运动，各部位应相互协调、和谐一致。否则，就会笑得十分勉强、做作、虚假，出现"皮笑肉不笑"，甚至出现毫无价值、毫无美感的"假笑"。

第三，微笑要适时。护士的微笑不能随意滥用，因为不合时宜的笑容，可能引起误解，有时还会适得其反。例如，面带微笑告诉患者家属一个不幸消息时，会有幸灾乐祸的嫌疑。看着残疾患者困难的行动而面带微笑时，会严重伤害他们的自尊和情感。因此，微笑要符合场合与环境，符合当时情境下人的心态。

第四，注意笑的禁忌。在日常生活中，笑的种类很多。护士在工作时不能出现以下失礼、失仪的笑：矫情造作的假笑、幸灾乐祸的暗笑、话中带刺的讥笑、贬低他人的嘲笑、阿谀奉承的媚笑、引起敌意的冷笑、看人出洋相的窃笑、不怀好意的狞笑、心存诡计的奸笑、不三不四的怪笑等。

 边学边练

微笑练习法

1. 咬筷子练习法　对镜子练习，用牙齿轻轻地咬住木筷子，把嘴角对准筷子，两嘴角翘起，连接嘴唇两端的线是否与木筷子在同一水平线上，保持这种状态十秒钟后，轻轻抽出木筷子，维持原状。

2. 发音练习法　通过一些能够形成微笑表情的特殊发音，帮助自己找到最美的微笑状态。如汉字"一""四""七""茄子"，英文字母"e"等。

二、护士工作服饰礼仪

护士独特的外表美是通过良好的职业形象来实现的，规范的着装能够充分展示出护士饱满的精神面貌和积极向上的职业素养。护士上岗必须自觉地穿着工作服，包括帽子、衣裤、口罩、鞋袜等。

19世纪60年代,南丁格尔首创护士服时,以"清洁、整齐并利于清洗"为原则。此后,世界各地的护士学校纷纷效仿,并规定不许穿护士服上街或外出等。

20世纪初,护士服在我国开始出现。随后,护士帽代表护士的职业,并被赋予高尚的意义,而且只有正式护士才有资格戴护士帽。

(一)衣帽端正,发饰素雅

护士帽是护士的职业象征,有燕帽和圆帽两种。戴燕帽时,长发者应将头发盘于脑后,用发卡、发网或头花固定。燕帽应轻巧地扣在头顶,距前发际线4~5厘米,戴正戴稳,最好选择与燕帽同色的发卡固定于脑后,以行动时不脱落为度(图1-7~图1-11)。

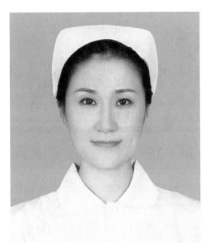 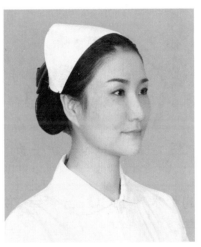 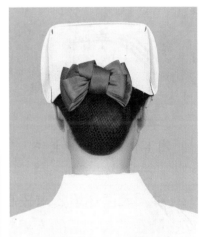

图1-7 护士戴燕帽正面　　　图1-8 护士戴燕帽侧面　　　图1-9 护士戴燕帽背面

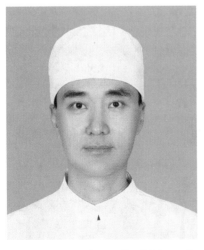 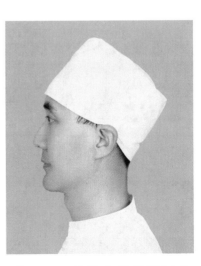

图1-10 男护士戴圆帽正面　　　　　图1-11 男护士戴圆帽侧面

护士戴燕帽是为了卫生,不是为了与医生区别。护士帽的设计是为了固定女性的长发,使其不妨碍工作。

如何区别医院各级护理人员,目前国内尚无统一规定,依据各地医院采取的常规模式,可用护士帽按级别加以区分。一般而言,护士帽有白底蓝色正面横条和白底蓝色侧面斜条两种:

正面三条蓝色横杠是护理部主任(也包括副主任)(图1-12),正面两条蓝色横杠是科(总)护士长(图1-13),正面一条蓝色横杠是病房或病区护士长(图1-14)。一般护理人员帽子上没有这些横杠标志。

护士帽也可以区分职称,侧面三条蓝色斜杠是副主任或主任护师,正面两条蓝色斜杠是主管护师,正面一条蓝色斜杠是护师。

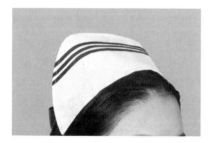　　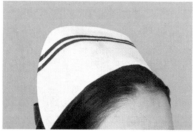　　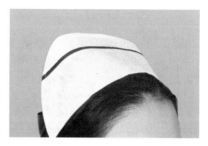

图1-12　护理部主任　　　图1-13　科(总)护士长　　　图1-14　病房(区)护士长

对于无菌环境要求较高的手术室、ICU、导管室、供应室等科室,护士必须佩戴能够防止头发掉落的专用帽子。戴帽子时,女性应将头发扎好盘起,全部放在帽内。戴好后将帽子进行整理,令其边缘整齐,无皱褶,帽沿以不遮盖眉毛为宜(图1-15~图1-21)。

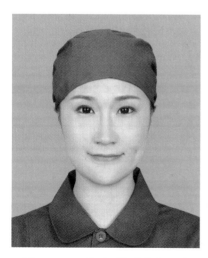　　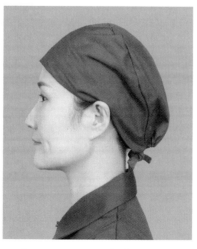　　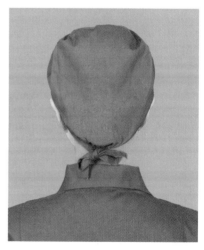

图1-15　护士戴布帽正面　　　图1-16　护士戴布帽侧面　　　图1-17　护士戴布帽背面

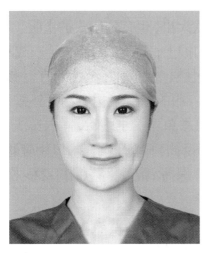

图1-18　护士戴一次性帽正面

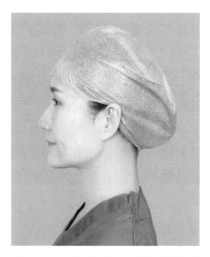

图1-19　护士戴一次性帽侧面

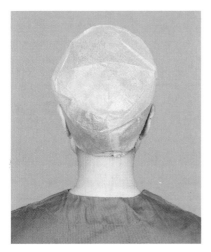

图1-20　护士戴一次性帽背面

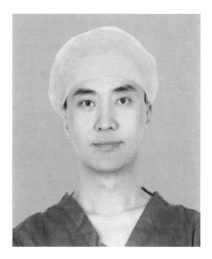

图1-21　男护士戴一次性帽正面

 知识拓展

　　近年来，护士"脱帽"逐渐成为一种趋势。首先因为护士的燕帽不能完全罩住头发，不能起到绝对隔离和防止污染的作用。其次，在日常工作中，会出现护士帽撞到输液吊瓶，近距离护理操作时碰到患者，甚至遇到紧急抢救行动匆忙，护士帽掉落等情况，给护士的工作造成了一定的影响。除了工作上的不便，很多护士因为长期佩戴护士帽，出现了职业性脱发，影响了护士的身心健康。基于这些原因，部分医院决定为护士们"脱帽"。

　　当然，脱帽并不意味着降低了标准，可以不遵守护士仪表礼仪的要求。不戴护士帽，更应当把头发梳理整齐，戴好发网，以体现护士良好的职业形象。

　　还未实行"脱帽"的医院，护士仍应按要求戴好护士帽。

（二）着装适体，整洁规范

　　护士服一般为白色，根据不同的性别及岗位需要，在颜色和款式上也有所不同。女式护士服通常为连衣裙式。男式护士服有过膝的长款大褂，也有分体式护士服。手术室、ICU、供应室、导管室等对无菌环境要求较高的科室的护士，需穿专门的洗手衣或隔离衣。

女护士穿着护士服要求尺寸合身，以衣长刚好过膝，袖长刚好至腕为宜。腰部用腰带调整松紧度，以宽松适度，不影响工作为宜。里面衣服的衣领及裙摆不可外露，颜色以浅色为佳。春、秋、冬三季，应穿配套的白色长裤。夏季单穿护士服时，需内穿浅色内衣。

穿护士服时，领口、袖口的扣子要扣好，不允许不系扣子敞开穿着。口袋应避免装物过满而显得臃肿邋遢。护士服应经常换洗，及时熨烫，保持清洁、平整（图1-22~图1-28）。

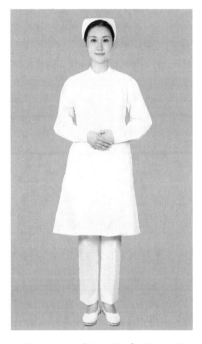

图 1-22　长袖裙式护士服

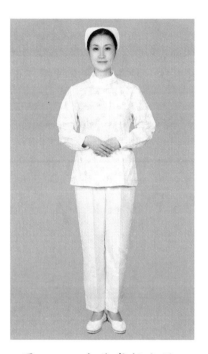

图 1-23　分体式护士服 1

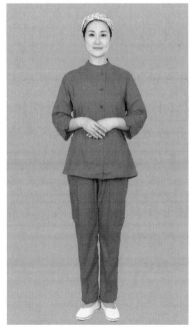

图 1-24　分体式护士服 2

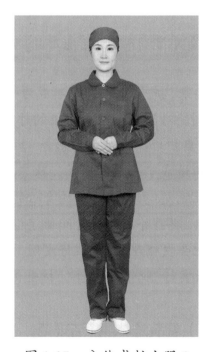

图 1-25　分体式护士服 3

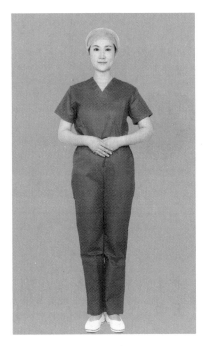
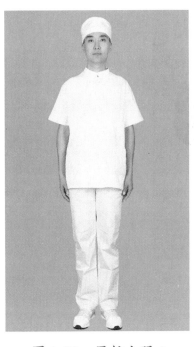
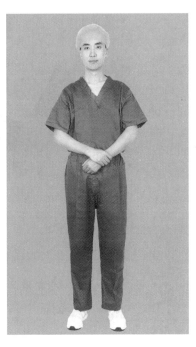

图 1-26 分体式护士服 4　　　图 1-27 男护士服 1　　　图 1-28 男护士服 2

（三）口罩适中，遮挡口鼻

护士佩戴口罩，要求大小合适，能够完全遮盖口鼻。使用时应注意保持口罩清洁，取下后应向内折叠好，放入上衣口袋或干净的袋中备用。与人交谈时一般应摘下口罩。一次性口罩不可反复使用，尤其是涉及传染性疾病的护理时，应注意及时更换并妥善处理使用过的口罩（图 1-29～图 1-32）。

（四）鞋袜协调，轻便无声

护士鞋一般为白色或乳白色，应经常洗刷，保持鞋内外干净无异味。护士不应穿高

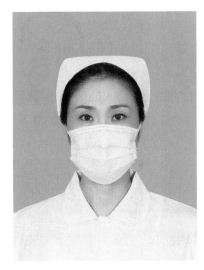
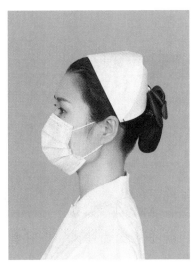

图 1-29　护士戴简易口罩　　　　图 1-30　护士戴简易口罩

正面　　　　　　　　　　　　　侧面

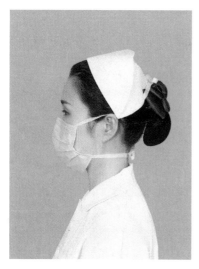

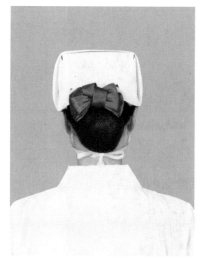

图 1-31 护士戴系带口罩
侧面

图 1-32 护士戴系带口罩
背面

跟鞋、硬底鞋、凉鞋或走路时发出响声的鞋子。穿袜子时,袜子应选择肉色或浅色的单色袜子,袜口不宜露在裙摆或裤脚的外面。如需搭配长筒袜,则应以肤色为宜,避免选择深色或彩色的长筒袜。更不能穿破损的袜子(图 1-33、图 1-34)。

(五)佩戴胸牌,规范得体

护士穿工作装时,应佩戴标有姓名、职称、职务,并粘贴照片的胸牌。佩戴时胸牌正面向外,固定于上衣口袋前方。表面干净,不可挂坠或粘贴它物。不可将胸牌佩戴于其他位置,更不能佩戴他人的胸牌,或随意将胸牌借给他人(图 1-35)。

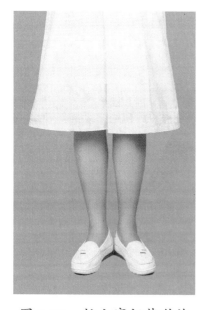

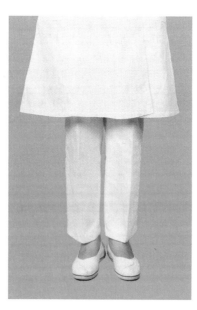

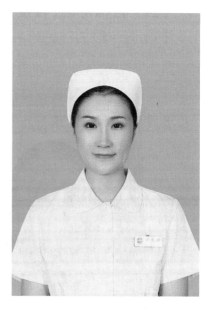

图 1-33 护士穿裙装鞋袜　　图 1-34 护士穿裤装鞋袜　　图 1-35 护士佩戴胸牌

护士服的演变折射着护理事业的发展,演绎着护理文化的文明与进步,也体现着护理事业的传承与创新。为了便于工作,在传统裙式护士服的基础上,方便灵活的分体式护士服越来越多地应用于现在的护理工作中。

护士服的颜色也由单一的白色,发展为多种颜色。如体现甜美温馨的粉色护士服,常见于产科和儿科;体现生命力的绿色护士服,常见于手术室、急诊室、ICU;象征平静理智的蓝色护士服,常见于特需病房与老年病房,等等。

【任务实施】

1. 请同学自由组合,4~6人一组,认真查看以上情景,讨论分析是什么引发了情景中的结果;

2. 你认为情景中的人物存在哪些问题,请写出至少五条,并提出改进方案;

3. 你心目中的最美护士应当具有怎样的职业形象?请根据仪表礼仪的相关知识,为自己打造靓丽的职业形象;

4. 观察小组或班级中的其他同学,找出其在护士仪表礼仪中存在的问题,逐一记录下来,并提出改进措施;

5. 汇报、交流、展示学习成果,相互学习借鉴;

6. 请老师和其他同学评价学习效果。

【任务评价】

表 1-2　学习评价表

评价项目	评价内容	自评	互评	教师点评
礼仪知识	护士仪表礼仪规范; 护士工作服饰礼仪规范			
礼仪技能	通过认真观察,能够准确判断护士仪表礼仪的 正误,并提出正确的改进方案; 能够按照仪表礼仪的要求塑造良好的职业形象; 注重学习中的沟通礼仪,团队合作融洽			
礼仪态度	态度谦和,注重行为礼仪习惯的养成; 善于沟通,在学习过程中处处体现出较强的礼 仪素质			
综合评价				
努力方向				

【任务拓展】

〖基础〗 举例说明护士应遵循哪些仪表礼仪规范。

〖提高〗 李晓仪下周要去人民医院见习,请按照护士仪表礼仪的要求,为她设计得体的职业形象。

〖挑战〗 面对具有喜、怒、哀、乐不同情绪的患者,你认为应当如何正确运用目光与之交流?对镜练习之后,邀请一名同学,试一试自己的目光运用是否得当,并与同学一起练习改进。

 边学边练

通过学习,你一定对把自己塑造成最美的护士更有信心了吧?请穿好护士服,戴好护士帽,为自己拍照,与本节学习之初所拍的照片进行对比,找出自己的变化。认真观察自己,你对现在的自己满意吗?

李晓仪日记

我有一个当护士的梦想,我一直在向这个目标努力。

我原本以为,穿上了护士服就像个护士了,通过这几次的礼仪课程和在医院见习时看到的种种,现在我才深深地认识到:护理礼仪对于护理工作有着举足轻重的作用!护士不仅要遵循仪表礼仪规范的要求,注意自己的外在形象,还需要言行举止彬彬有礼,一举一动训练有素。

我们国家作为礼仪之邦,无数先哲经典都在礼仪方面给予我们谆谆教诲。《礼记》道:"礼仪之始,在于正容体,齐颜色,顺辞令。"《礼记·曲礼上》中告诫我们"立必正方,不倾听。"还有"行不中道,立不中门"之说。通过在礼仪课上学习礼仪知识,我终于明白了,为什么我们国家那么多的名人志士,都在大力提倡大家学习礼仪,讲究礼仪。也正是通过一代又一代中国人在礼仪方面孜孜不倦的努力,我们国家才被称为"礼仪之邦",受到了全世界人民的称赞!我为生长在这样的国家而骄傲!

跟着老师,我学会了化淡妆,盘发。我反复练习面带微笑,让自己的目光看起来亲切自然。我明白,护士规范整洁地穿着工作服,能够让患者感觉到她们工作严谨,护理技术高超,特别容易赢得患者的信任和尊敬。

我今后一定要认真学习,不断训练,时刻注意培养自己的礼仪素质,规范自己的仪容仪表,争取早日成为一名真正的护士。

期待我的目标早日实现!

(郝 茹)

项目二 │ 护士行为礼仪

02章

项目二 数字内容

学习目标

1. 具有中华民族传统行为礼仪素养以及为患者着想的行为习惯；具有规范的护士行为礼仪，传承护理职业文化。
2. 掌握日常站、坐、行、蹲、手势礼仪的具体内容及训练方法；掌握护士工作中行为礼仪的基本要领。
3. 熟悉护士工作中行为礼仪的适应场合。
4. 了解常用的行为礼仪知识及规范。
5. 学会灵活运用护士行为礼仪，判断行为礼仪的正误，规范自己的日常行为举止和护士职业行为。

【项目说明】

本项目的学习重点是日常生活和护士工作中的行为礼仪规范；学习难点是在日常生活和工作中，时时处处按照行为礼仪的要求，规范自己的行为举止，并在工作中合理运用各种姿态。学习过程中，应注意始终用行为礼仪标准规范自己的一举一动，并将行为礼仪知识灵活运用于具体的护理工作实践之中。

行为举止是人们在活动或交往过程中所表现的各种姿态，也称仪态。俗话说"站有站相，坐有坐相"，就是对人的行为举止的基本要求。行为举止在交往活动中是一种无声的语言，就像一面放大镜，能使人既见其外又窥其内。优雅的行为举止不是与生俱来的，可以通过有意识地学习和训练获得。因此，我们每个人在日常生活和工作中，都可以有意识地训练、调整自己的举止，并逐步内化于心，外化于行，最终成为行为优雅的护士。

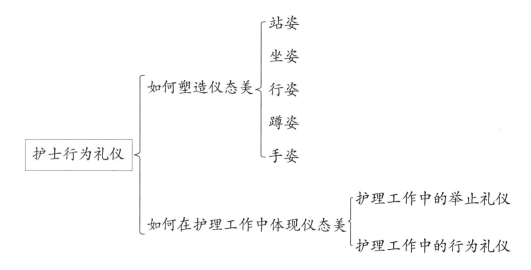

任务一　如何塑造仪态美

【情景呈现】

情景一

李晓仪在学校学习积极认真，一天她观看了学校的技能比赛。她看到在候赛室、赛场门口以及赛场内，都有几位身穿护士服、仪表优美的同学为参赛同学服务。他们无论站、坐、行、蹲，一举一动都显得训练有素、优雅大方，赢得了参赛同学和老师们的一致好评。

情景二

李晓仪见习期间，看到实习护士小张站在病室门口倚在墙上接电话，这时新入院的患者向她询问影像科的位置，她热情地给患者进行了介绍。这时，患者家属不慎被水果刀割伤了手，小张见状拔腿就往治疗室的方向跑，去给伤者拿碘伏。医生和护士看到她飞奔而去，紧张地过来询问情况。

【情景分析】

请同学们认真分析以上情景，服务技能比赛的同学与其他同学有哪些不同之处？他们在哪些方面发生了变化？实习护士小张的做法是否恰当？请说明原因并提出改进措施。

在日常生活中，有的人举止优雅，落落大方，体现出较高的个人素质和良好的文明素养，能够迅速赢得大家的喜爱与信赖。有些人站没站相，坐没坐相，言行举止不拘小节，傲慢无礼，往往容易失去人们的信任，引发大家的负面情绪。是什么造成了这两者的差异呢？追根溯源，是行为礼仪的差异。护士代表着医院的形象，更应该在工作中重视并遵守行为礼仪规范，注意自己的行为举止，给患者留下训练有素、端庄典雅、知书达理的良好印象。

同学们，你也想给大家留下良好的印象吗？让我们从最基本的站姿、坐姿、行姿、蹲姿、手姿等做起吧。

【任务准备】

物品准备

准备《护理礼仪》教材、水笔、椅子、护士服等物品。

知识准备

塑造优雅大方，彬彬有礼的职业形象，从学习基本行为礼仪开始。基本行为礼仪主要涉及站姿、坐姿、行姿和蹲姿等各种姿态。

一、站 姿

站姿，是人在站立时所呈现的姿态，是一种最基本的静态的姿势，也是培养其他诸如行姿、坐姿等动态仪态美的基础和起点。人们常用"亭亭玉立"来形容女子站姿的优美秀丽，用"站如松"来形容男子站姿的挺拔帅气，可见优美的站姿不仅能给他人留下端庄大方、精力充沛、蓬勃向上的美好印象，显示出个人的风度和自信，也是衡量一个人外表、精神状态乃至品质修养及健康状况的重要指标。同时，优美的站姿还是保持良好体型的秘诀。

（一）基本站姿

1. 站姿的基本要求　站姿的基本要求简单地概括就是头正肩平，挺胸收腹，身正腿直。正确的站立姿势应显示出挺直、舒展，站得直、立得正，线条优美，精神焕发的效果。

具体地说，要求身体与地面垂直，上身和头颈正直，下颌向内收，双肩平齐，双臂自然下垂，两腿并拢站直，肌肉略绷紧，两脚跟并拢，脚尖张开约一拳距离，重心放在两脚正中，双目平视，表情轻松明朗（图2-1）。

由于性别差异，男士和女士站姿的要求也有所不同，男士站姿应体现挺拔稳健，女士站姿应体现秀丽优美。

2. 站姿的要领　站立时应努力做到四个字：平、挺、直、稳。

平：即头要平正，双肩平直，双目平视。

挺：即挺胸、挺背、颈直，身体的重心尽量往上提，有向上拔高伸展的感觉。

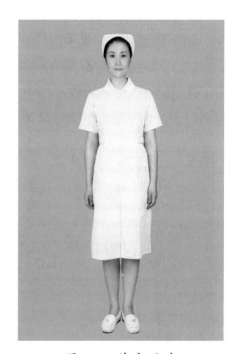

图 2-1　基本站姿

直：即整个人体要与地面垂直，后脑勺、背、臀、脚后跟呈一条直线，收颌、立腰、收腹、夹腿。

稳：即站立时身体要平稳，身体的重心要落在两脚之间。

3. 常见站立脚位

（1）"V"字形：两脚跟并拢，脚尖分开约45°~60°。男女均可采用（图2-2）。

（2）"丁"字形：一只脚的脚跟放于另一只脚的内侧中点，两脚所成角度为90°，可以左脚在前，也可右脚在前。多为女士采用（图2-3）。

（3）平行形：双脚平行分开，可与肩同宽但不超过肩宽。常为男士采用（图2-4）。

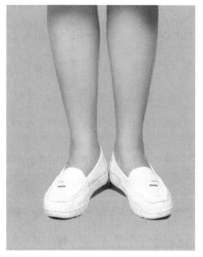
图2-2 "V"字形

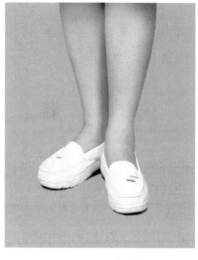
图2-3 "丁"字形

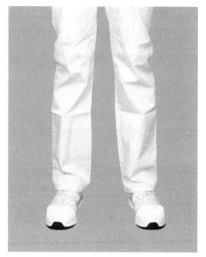
图2-4 平行形

4. 常见站立手位

（1）自然下垂：双手自然下垂于身体两侧，掌心向内。男女均可采用（图2-5）。

（2）双手叠握：叠握有两种方法。一是双手虎口交叉，右手大拇指放于左手掌心，右手四指叠放在左手背或手指上，双手放于脐上或脐下，多为女士采用。二是右手握住左手腕上方，自然贴于腹部，常为男士采用（图2-6）。

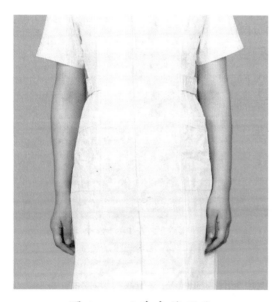
图2-5 双手自然下垂

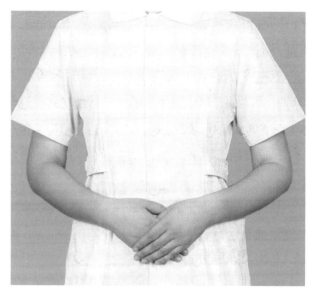
图2-6 双手叠握

（3）四指相勾：双手四指指尖相勾，一上一下，放于脐上或脐下。多为女士采用（图2-7）。

（4）双手背后：双手背后，右手握住左手腕上方，贴于后腰。常为男士采用（图2-8）。

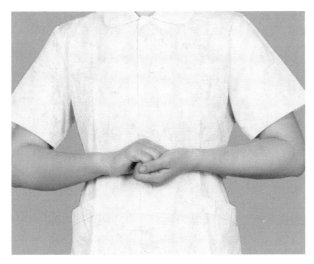

图 2-7　四指相勾

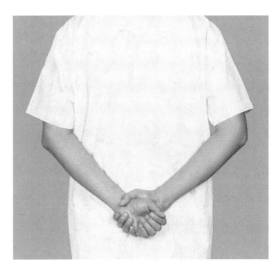

图 2-8　双手背后

（二）常见的站姿

1. 女士站姿　女士在站立时，应当目视前方，含笑收颌，挺胸收腹，手和脚可根据需要，将女士常见的脚位和手位进行组合，形成以下姿态：

双脚呈"V"字形或呈"丁"字形，双手自然下垂于身体两侧，掌心向内（图 2-9、图 2-10）。

双脚呈"V"字形或呈"丁"字形，双手拇指自然弯曲，虎口处交叉叠握，四指自然并拢，放于脐上或脐下（图 2-11、图 2-12）。

双脚呈"V"字形或呈"丁"字形，双臂略弯曲，双手叠握或相勾放于脐上或脐下（图 2-13、图 2-14）。

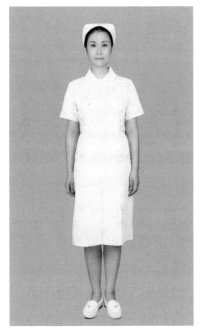

图 2-9　双脚呈"V"字形站
姿 1

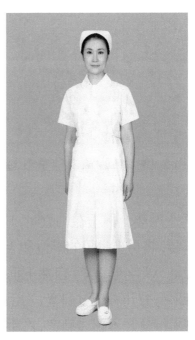

图 2-10　双脚呈"丁"字形站
姿 1

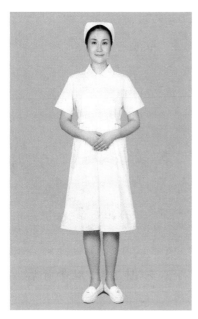

图 2-11　双脚呈"V"字形站
姿 2

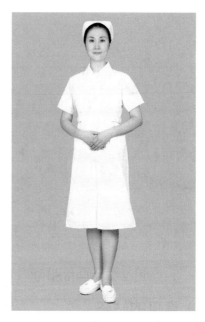

图 2-12　双脚呈"丁"字形站
姿 2

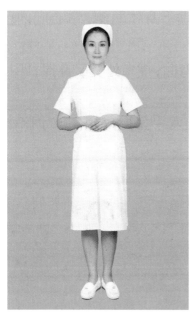

图 2-13　双脚呈"V"字形站
姿 3

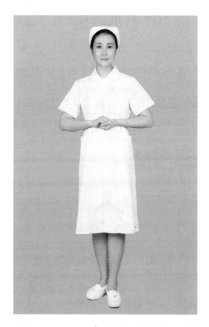

图 2-14　双脚呈"丁"字形站
姿 3

2. 男士站姿　男士在站立时,应双眼平视,全身正直,双肩稍向后展并放松,手和脚可根据需要,将男士常见的脚位和手位进行组合,形成以下姿态:

双脚呈"V"字形,双手自然下垂于身体两侧(图 2-15)。

双脚平行分开不超过肩宽,右手握住左手腕上方,自然贴于腹前(图 2-16)。

双脚平行分开不超过肩宽,右手握住左手腕上方,自然贴于臀部(图 2-17)。

在掌握基本站姿的同时,男性应展现出刚健、潇洒、英武的风采,给人以"劲"的健美感;女性应展现出轻盈、娴静、典雅的韵味,给人以"雅"的优美感。

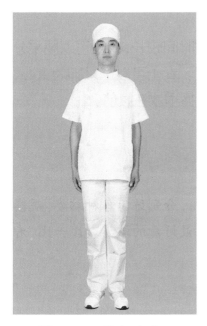 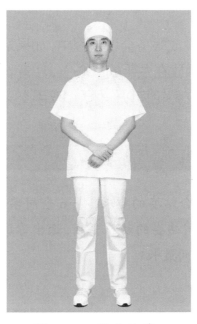 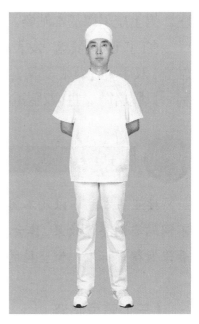

图 2-15　男士站姿 1　　　　　图 2-16　男士站姿 2　　　　　图 2-17　男士站姿 3

 知识拓展

从站姿识别性格与心理

背脊挺直、胸部挺起、双目平视的站立：属开放型动作。是有充分自信的表现，给人以"气宇轩昂""心情乐观愉快"的印象。

双手交叉放于胸前：属于半封闭动作。是个性坚强，不轻言放弃的表现。同时也体现出对他人的冷漠、警戒和提防，使人不易接近。

背手站立：多体现做事稳重，自信心强，喜欢把握局势，控制一切的个性。一个人若经常采用这种姿势处于人前，说明他怀有居高临下的心理。

将双手插入口袋而立：说明性格偏内向，城府较深，不喜欢袒露自己的心思。若同时配合有弯腰曲背的姿势，则是心情沮丧或苦恼的反映。

两手叉腰而立：属于开放型动作，是具有自信心和权威性的表现，透露出一种威慑力。

靠墙壁而站立：通常为人比较坦率，容易接纳别人，但是缺乏主见。失意者往往也喜欢采用这样的站立方式。

弯腰曲背、略现佝偻状的站立：属封闭型，具有自我防卫、消沉、抑郁的倾向，也表明精神上处于劣势，有惶惑不安或自我抑制的心情。

3. 不同场合的站姿　在庄严、隆重的仪式如升国旗、接受奖励、致悼词等场合，应采取基本站姿。身体笔直，挺胸收腹，头正肩平，神情严肃。

主持文艺活动、联欢会时，女士应站成"丁"字步，展现女性曲线美，显得更加优雅端庄。男士应采取基本站姿。

在门口迎接宾客、发表演说或服务会议过程中,如果站立时间较长,男士可双腿平分站立,双手可在背后交叉,右手放在左手的掌心上,注意收腹。女士可以一只脚为重心,另一只腿略微弯曲,双腿重心交替轮换以作休息,双手交叉相握垂放在腹前。

 边学边练

按照基本站姿以及不同场合站姿的要求,4~6个同学一组,分别练习各种站姿,观察不同站姿的整体效果,体会不同站姿的动作要领,选出你认为最好看的站姿。比一比,看看谁做得最标准?谁坚持的时间最长?

(三)禁忌站姿

1. 避免姿势不端 如耸肩驼背,歪头含胸,弓背凸腹,重心不稳,东倒西歪,或倚墙靠壁,双手叉在腰间或环抱在胸前。

2. 避免随意活动 如将手放在衣服口袋内,双手抱在胸前或放在脑后,频繁地变动体态,身体扭来扭去,双手玩弄衣服或物品,下意识地做小动作,不停地晃动腿脚,用脚尖乱点乱画,双脚踢来踢去等。

3. 避免双腿叉开过大 双腿前后或左右适当叉开可以缓解站立过久的劳累,但如果叉开过大则显得不够文雅。

4. 避免自由散漫 如站立时随意扶、拉、扒、倚、靠、蹬、跨身边之物等,显得漫不经心,萎靡不振。

(四)训练方法

站姿的训练是体态训练中最基础的训练,训练站姿要有明确的要领和方法。

1. 站姿训练要领

(1)训练身体重心的位置:掌握好身体重心,能达到身体正直,重心平衡,能自然地改变站立姿势。

(2)训练两脚位置与两脚间的距离:准确把握站立时两脚间的距离,使站姿更平稳,并与双手和谐一致,达到整个身体协调、自然。

(3)训练挺胸、收腹、直腰、提臀:掌握挺胸、收腹、直腰、提臀的方法和要领,达到重心上升、身躯挺拔。

(4)训练下颌微收和面部表情:准确把握下颌微收的幅度,掌握面部微笑、严肃等表情的场合和要领,达到心情愉悦、精神饱满。

(5)训练耐久性:站立耐久性是保证站姿标准和优美的基础,也是对个人毅力的考验,应循序渐进地延长站立训练的时间,以达到能适应长时间站立的需要。

2. 练习方法

（1）靠墙训练：背靠墙站立，使枕部、肩胛骨、臀部、小腿、足跟紧贴墙面，全身肌肉绷紧（图2-18）。

（2）背靠背训练：两人一组，背靠背站立，使双方的枕部、肩胛骨、臀部、小腿、足跟相贴。为加强训练效果，可在两人的枕部、肩部、小腿等接触点上分别放置一张卡片，以卡片不掉落为标准，来达到强化和检验效果的目的（图2-19～图2-21）。

以上两种方法主要训练站立动作的稳定性，还可以使枕部、肩部、臀部、小腿、脚跟保持在一个水平面上，让背影也美丽。

（3）顶书训练：颈部自然挺直，下颌向内收，目光平视，把书本放在头顶。为了避免书本掉落，头、躯体自然会有意识地保持平稳。这种方法可以矫正低头、仰脸、歪头、摇头晃脑、左顾右盼等不良姿态（图2-22）。

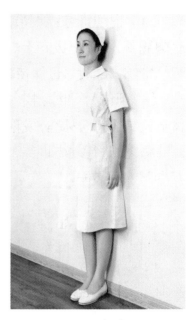

图 2-18　靠墙训练

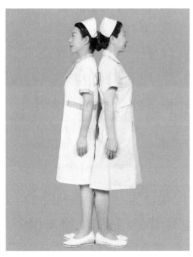

图 2-19　背靠背训练

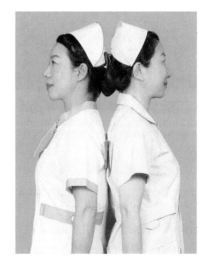

图 2-20　背靠背训练上半身姿势

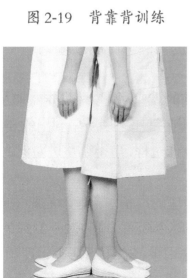

图 2-21　背靠背训练下半身姿势

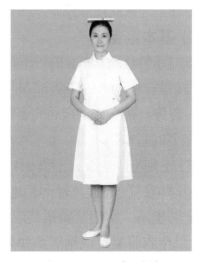

图 2-22　顶书训练

（4）提踵训练：保持站立姿势，提起脚后跟，使足跟悬空，用脚掌支撑全身的重量，肌肉绷紧，身体挺拔向上。每次持续5秒钟，然后足跟落地放松2~3秒钟。可反复4~6组。训练提踵时尽量保持静止不动，以练习平衡感（图2-23、图2-24）。

（5）照镜子训练：找一面能照出全身的大镜子，面对镜子站立，检查自己的站姿及整体形象是否符合标准，发现问题，及时纠正。

总之，进行站姿训练时，要注意肌肉张弛的协调性，做到平、挺、直、稳。几个同学相互参照练习最佳。

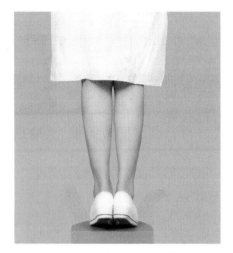 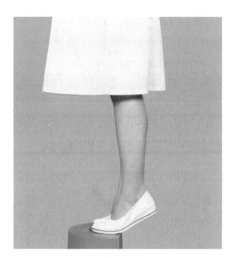

图2-23 提踵训练背面   图2-24 提踵训练侧面

二、坐　姿

坐姿，即人在就座之后身体所呈现出的姿势。无论是伏案学习、参加会议，还是会客交谈、娱乐休息都离不开坐姿。坐，作为一种举止，也有着美与丑、优雅与粗俗之分。与站姿一样，端庄、优雅的坐姿能表现出一个人的体态美感和文化修养。坐姿要求"坐如钟"，就是说人坐定后的姿势像座钟般端直。端庄优美的坐姿，会给人以文雅稳重、自然大方的美感。无论从正面还是从侧面看都可见立腰、挺胸，上身自然挺直。

（一）基本坐姿

坐姿实际包含动和静两部分内容，一是坐稳之前的就座过程，即从走向座位直到坐下的过程，是一种动态的姿势；二是坐定后的姿势，即在就座之后所呈现出的姿势，是一种静态的姿势。就座和坐定后的姿势是连贯一体的动作过程，应遵循左进左出的原则。

1. 坐姿的基本要求

就座：走到座位前面，自然转身，背向椅子做好落座的准备。落座时右脚先向后移半步，使小腿贴在椅子边，再轻而稳地坐下。一般只坐整个椅面的前1/2~2/3位置，不能将椅面全部坐满。女士若穿裙装或较长的服装，应先用手将衣服下摆拢平理顺，贴于大腿后侧，以免衣服凌乱或褶皱。如果座椅的位置不合适，应先将座椅移至合适的位置再行就座。

坐定：就座后，双脚并齐，坐稳后上身自然挺直，微微挺胸收腹，头部端正，表情自然亲切，目光柔和平视，两肩平正放松，两臂自然弯曲放在大腿或膝上，也可自然弯曲放在椅子或沙发的扶手上，掌心向下，上身与大腿、大腿与小腿均呈自然的90°。

坐在椅子上，要立腰、挺胸，双膝自然并拢，双腿放正，双脚并拢。女性需注意两腿之间应无空隙，两脚不宜前伸。男性两膝可略微分开，但一般不超过肩宽（图2-25～图2-28）。

2. 坐姿的要领

（1）坐姿要做到四个字：轻、稳、直、缓。

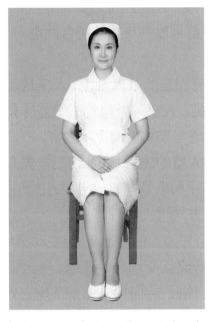

图2-25　基本坐姿正面（女）

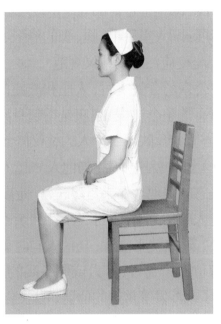

图2-26　基本坐姿侧面（女）

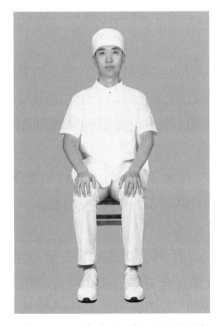

图2-27　基本坐姿正面（男）

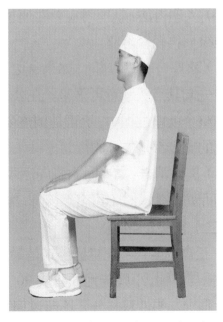

图2-28　基本坐姿侧面（男）

轻：就座动作要轻，避免"拖泥带水"，使座椅或其他物品发出响声，更不能碰掉其他物品。

稳：就座之后，身体重心应垂直向下，保持好坐姿，不要频繁变动，尤其是双手、双腿和双脚。如果就座后需要调整姿势，动作幅度不宜过大。

直：就座时无论采取哪种坐姿，都应腰背挺直，双肩平正。

缓：离座时要先有示意，再缓慢起身。

（2）坐定后要注意的三个要领是：角度、深浅和舒展。

角度：即坐定后上身与大腿、大腿与小腿所形成的角度。正式场合时都应为90°。

深浅：即坐下时臀部与座位接触面积的多少。一般不超过座位的2/3。

舒展：即入座后手、腿、脚的舒张、活动程度。其舒展度视交往的场合而定。

3. 坐姿应注意的礼仪规范

在公众场合就座时，入座和离座的各个环节也有相应的礼仪规范，入座是指走向座位到坐下的整个过程，离座是指起身离开座位的过程。入座与离座的细节差异和恰当与否，能够直接反映出一个人的礼仪修养，因此也是构成坐姿礼仪的重要内容。

（1）遵守就座顺序：与他人一起入座时，要注意入座的先后顺序，自己抢先入座是失礼和失态的表现。如果是尊长，一定要先让对方入座；如果是同事或平辈，出于礼貌应让对方先入座；亲朋好友等关系特别亲近的人，可与对方同时入座。

（2）甄选就座位置：与他人同时就座时，一定要注意座位的尊卑，应主动将中间、右侧等尊位让给长者、客人或职务高的人；在公共场所或社交场合就座时，一定要坐在椅子、凳子或沙发等常规的位置，切忌坐在桌子、窗台、地板、台阶等非常规落座之处。

（3）掌握就座方位：无论是从正面、侧面还是背面走向座位，都应遵循"左进左出"的原则，即从左侧走向座位，并从左侧离开座位，特别是在正式场合更应遵守。

（4）入座得法：就座时应背对座位，如距离较远，可将右脚后移半步，待腿部接触到座位边缘后再轻轻落座。

（5）落座有礼：就座时，如果身边坐着熟悉的人，应主动跟对方打招呼；如果不认识，也应该先向其点头示意再落座。在公共场合，要想坐在别人身旁，应当先征得对方同意。入座和整个就座过程中，不管是调整姿势还是移动座椅，都不应发出响声，任何由个人原因引起的噪音都是失礼的行为。

（6）离座消音：离座时右脚向后收半步轻缓起立，尽量不发出杂音，避免触碰桌椅发出响声而妨碍他人。不可突然起身，尤其不能起身后用腿或脚踢凳子发出响声。

（二）常见的坐姿

1. 正襟危坐式　正襟危坐式是最基本的坐姿，适用于最正规的场合。要求上身与大腿、大腿与小腿、小腿与地面皆成90°。女性双膝双脚完全并拢，双臂自然弯曲，双手叠放于大腿上。男性双膝分开不超过肩宽，双臂自然弯曲，双手放于膝盖或沙发扶手上（图2-29、图2-30）。

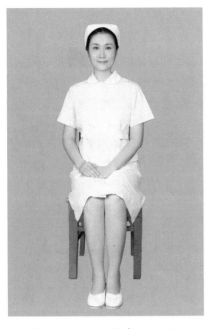

图 2-29　正襟危坐正面

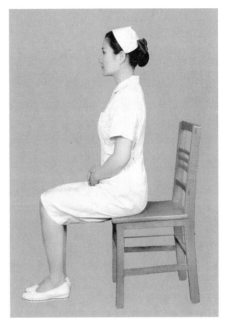

图 2-30　正襟危坐侧面

2. 双腿叠放式　双腿叠放式适合穿短裙的女性采用，造型优雅，有一种大方高贵的美感。将双腿一上一下完全交叠在一起，交叠后的双腿之间应无任何缝隙。再将双膝向左或右倾斜，使双腿斜放一侧，斜放后的腿部与地面呈 45°，叠放在上的脚尖垂向地面。双臂自然弯曲，双手叠放于大腿上（图 2-31、图 2-32）。

3. 双腿斜放式　双腿斜放式适用于穿裙子的女性在沙发等较低处就座时使用。双膝先并拢，然后双脚向左或向右斜放，力求使斜放后的腿部与地面呈 45°（图 2-33、图 2-34）。

4. 前伸后屈式　前伸后屈式是适合女性的一种优美坐姿。大腿并紧后，向前伸出一

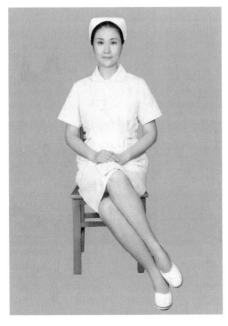

图 2-31　双腿叠放正面

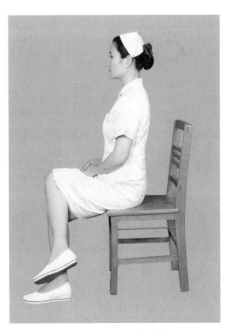

图 2-32　双腿叠放侧面

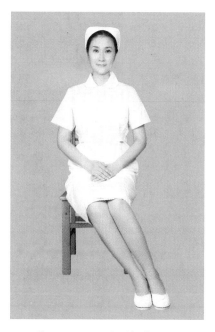 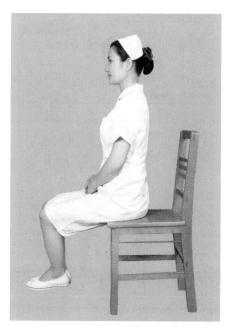

图 2-33　双腿斜放正面　　　　　　　　　图 2-34　双腿斜放侧面

条腿，并将另一条腿屈后，脚尖抵住前脚的脚后跟，两脚脚掌着地，前后要保持在同一条直线上（图2-35~图2-37）。

5. 双脚交叉式　双脚交叉式也是适合女性的一种坐姿。双膝并拢，双脚在踝部交叉。交叉后的双脚可以内收，也可以斜放。（图2-38、图2-39）。

（三）禁忌坐姿

1. 避免头部不端　如仰头靠在座位靠背上，或低头注视地面，左顾右盼，闭目养神，摇头晃脑等行为。

2. 避免上身不直　如上身过度前倾，后仰或歪向一侧，趴向前方或两侧。

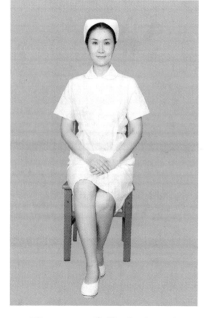 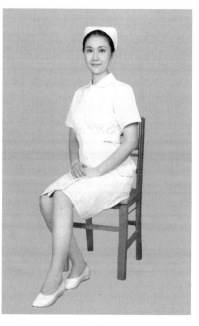 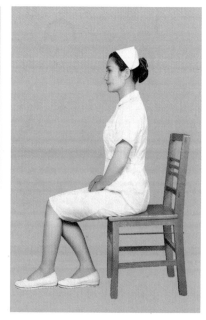

图 2-35　前伸后屈正面　　　　图 2-36　前伸后屈侧面1　　　　图 2-37　前伸后屈侧面2

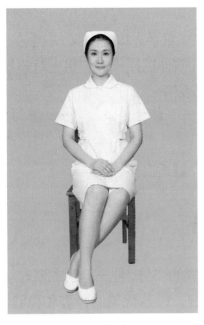

图 2-38　双脚交叉正面

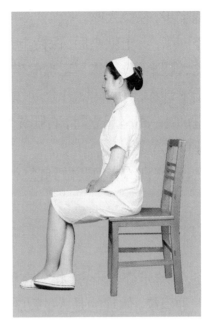

图 2-39　双脚交叉侧面

3. 避免手部错位　如双手抱于脑后或抱住腿部，双手交叉放于胸前，托腮扶额，双肘支撑在桌上，双手置于桌下，或双手夹在大腿中间。

4. 避免腿部失态　如双腿叉开距离过大，高跷"二郎腿"，双腿毫无顾忌地向前或向四周伸直，双腿反复抖动，反骑在座位上或把腿架在椅子或桌子等处。

5. 避免脚不安分　如将脚抬得过高使对方看到自己的鞋底，用脚尖指人，将脚跷到自己或他人座位上，以脚踩踏其他物体，两脚尖朝上，摇晃抖动不止等。

（四）训练方法

1. 坐姿训练要领

训练身体重心的变换：由站立位变为坐姿时，就座的过程中身体重心发生变化，把握重心变化，以达到身体平稳。

训练腿脚位置的摆放：准确把握和确定坐姿两腿和两脚应放置的位置，使坐姿更显轻松和优美。

训练上身的直立：掌握坐姿腰部直立的要点，达到上身的挺拔，双肩放松。

训练两手位置的摆放：就座时准确把握双手的正确放置位置，一旦放好不宜频繁更换。

训练耐久性：坐姿的耐久性是保证坐姿标准和优美的基础，也是对个人毅力的考验，应循序渐进地延长坐姿训练的时间，以适应长时间就坐的需要。

2. 练习方法

走到座位前，分二步完成坐姿训练。

就座前的动作训练：第一步直接就坐练习，就座时走到座位前背对座椅，然后右脚向后退半步，轻稳地就座，尽量使动作轻盈，从容自如。第二步间接就坐练习，站在座位左侧，先将左腿向前迈出一步，右腿随即跟上向右侧迈一步到座位前，左腿靠上右腿，然后右脚后退半步，轻稳入座。

坐姿训练：女士就座后，保持上身直立，双腿并拢，双手虎口处交叉，右手在上，轻放在一侧的大腿上，分别练习正襟危坐式、双腿斜放式、前伸后屈式等。男士对照男士基本坐姿的要求训练，练习两腿开合动作。同时配合面部表情。

离座训练：离座起立时，右腿先向后退半步，然后上身直立站起，收右腿，从左侧还原到入座前的位置。

总之，动作训练变换要做到轻、快、稳，端庄大方，舒适自然。

三、行 姿

行姿，也称走姿或步态，指人在行走的过程中形成的姿势，是一种动态姿态。行姿是站姿的一种延续，体现的是人的动态之美和精神风貌。轻盈优美的行姿和稳健的步态，最能表现一个人积极向上、朝气蓬勃的风度和活力。

（一）基本行姿

1. 行姿的基本要求

行走时，上身保持站立的基本姿势，挺胸收腹，腰背正直；两臂以身体为中心，前后自然摆动，前摆约35°，后摆约15°，手掌朝内；起步时身子稍向前倾，重心落于前脚掌，膝盖伸直；脚尖向正前方伸出，行走时双脚内侧应尽量踩在一条直线上，步幅均匀，步态轻盈。

正确的行走姿势应轻松、矫健、优美、匀速、无声，做到从容不迫，稳重大方（图2-40～图2-42）。

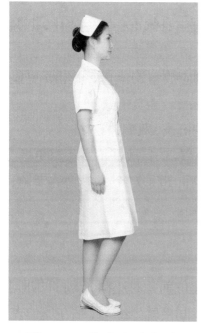 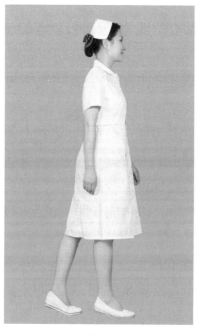 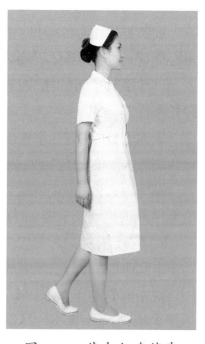

图 2-40　基本行姿起步　　　　图 2-41　基本行姿迈步　　　　图 2-42　基本行姿落脚

2. 行姿的要领

行走时要做到四个字：直、匀、轻、稳。

直：行走时挺胸收腹，直起腰、背，伸直腿部，使全身犹如一条直线。脚尖对着前方，设想脚下有一条直线，两脚内侧自始至终交替踩在这条直线上。

匀：行走时速度应保持均匀一致，步幅适中，通常情况下，前后脚之间的距离约一脚长。手臂与双脚前后、左右行走动作要平衡对称，有节奏感。

轻：行走时抬脚、落脚要轻，尽量做到轻柔无声，高度适宜，但不是蹑手蹑脚。

稳：行走过程中双臂摆动与双腿的行走保持协调，身体平稳，避免左右摇摆。

（二）行姿应注意的礼仪规范

人们在不同的场合行走时，要充分考虑到周围的环境因素，灵活运用行走礼仪规范，尊重和体谅他人，尽量不妨碍别人。

1. 公共场合　根据我国的交通规则，行走时尽量靠右行，尽量不要在较窄的道路以及行人较多的道路中间行走，或逆向行走。多人同时行走时，不要并排，以免挡住道路，妨碍他人。行走时尽量朝同一方向呈直线前进，不要无故突然变换行走方向，更不可横冲直撞。要自觉遵守交通规则，走人行道，不要走机动车道。此外，还应自觉让出专用的盲道。

2. 穿越马路　过马路要按照交通指示灯和标识、标线行走，遵循"红灯停，绿灯行"的规则，走人行横道、天桥或地下通道，不乱穿马路，不翻越交通隔离护栏。

3. 工作场合　步幅不宜太大，频率应略快，以体现效率与精神风貌。紧急情况应加快步伐，拉大步幅，切忌以跑代走。多人并行应注意位置关系，二人同行，前为尊，后为次，右为大，左为小；三人并行以中央为尊，右边次之，左边又次之。

4. 上下楼梯　应遵循礼让、右行和快速的原则，不可推搡打闹、多人并排或停滞不前，不要停留在楼梯上休息或与人交谈，以免妨碍他人行走。人多时，应注意与他人保持一定的距离，以免发生碰撞。

5. 出入电梯　应遵循安全礼让、先下后上、方便他人的原则。进入电梯时，应按先来后到的顺序依次进入，出来时应按照由外向里的顺序依次而出，不可推搡拥挤。电梯门关闭时，不可强行挤入或扒门，以免发生危险。电梯超载时，不可侥幸硬挤进去，应耐心等待。乘坐扶梯时，按照国际惯例，应遵循"左行右立"的原则，即统一站立在电梯的右侧，让出左侧供需要的人行走。

6. 通道走廊　在通道走廊中行走应尽量靠右行，单人通过，以方便他人行走。若在仅能容下一人的狭窄通道行走，遇到对面来人应主动侧身礼让，请对方先行通过后再继续行走。如果对方先这样做了，则应道谢后快速通过。

7. 户外漫步　也称散步，是一种以休闲为目的的随意、慢速地行走。通常不受时间、地点、速度等方面的限制。但应避免在人多拥挤或狭窄的道路上漫步，以免妨碍他人。

8. 融入环境　在室内行走应轻而稳，尽量不发出声音。婚礼、庆典时，行走步态应欢快、轻松。参加丧礼时,步态应沉重、缓慢。

(三)禁忌行姿

1. 避免身体不正　如行走时头部前伸,歪头斜肩,耸肩夹臂,弓背弯腰,身体乱晃,与人勾肩搭背等。

2. 避免瞻前顾后　如行走时东张西望,左顾右盼,尤其不应边走边长时间扭头注视身后。

3. 避免八字步态　在行走时脚尖向内伸或向外伸,构成"内八字"或"外八字"步态等,会严重影响个人的风度与形象。

4. 避免声响过大　如落脚过重,脚抬得过低导致鞋子与地面摩擦,或在公共场合穿带有金属鞋跟或发出声响的鞋子,均会影响他人。

5. 避免双手乱放　如双手插在衣服口袋、裤袋之中,倒背双手或双手抱于胸前,指指点点等。

 知识拓展

中国三军仪仗队每次出镜,都有"横看一堵墙、侧看一条线、纵看一个人"的美誉,被网友们亲切地称为"最帅天团"。大家知道"最帅天团"是如何训练的吗?

训练站军姿时,仪仗兵要在腰上别着木质的T型架子,贴着墙根进行练习。双膝、双手与裤缝之间分别夹着扑克牌,训练期间不能掉落。无论是在炎炎烈日还是凛冽的寒风中,都必须纹丝不动站立3个小时以上。训练走姿时,训练场上布满了每75厘米一格的步幅线,仪仗兵的每一次落步,脚尖都要精准无误地落在线上,以此来逐步形成肌肉记忆。踢腿距离和手臂摆动的高度都必须是30厘米,每一次练习都有专人用专门的尺子进行测量。最终才达到了"走百米不差分毫,走百步不差分秒"的效果。

刚毅挺拔的身姿,整齐划一的动作,无一不来自官兵们日复一日的严格要求、高强度训练,以及千万次的重复和打磨。一组数据可说明仪仗兵的艰辛:每位战士每年的训练行程超过8 000公里,每年要穿破七双皮鞋,每名仪仗队员服役期间,所踢出的正步,相当于一个两万五千里长征。

(四)训练方法

1. 行姿训练要领

(1)训练摆臂:双臂放松,前摆约35°,后摆约15°,注意纠正双肩过于僵硬、双臂左右摆动的毛病。

(2)训练步位步幅:在地上划一条直线,行走时检查自己的步位和步幅是否正确,纠正"外八字"或"内八字"及步幅过大或过小的毛病。

(3)训练稳定性:将书本放在头顶,保持行走时脊柱伸展、头正、颈直、目不斜视,及时矫正影响稳定性的不良姿势。也可以两臂侧平举,两手各放一本书,练习行走者的稳定性。

（4）训练协调性：配以节奏感较强的音乐，行走时注意掌握好走路的速度、节拍，保持身体平衡，双臂摆动对称，动作协调。

2. 练习的方法　随着音乐节奏练习行走，注意身体、步态、步幅、手臂摆动范围，按标准练习。

（1）全身挺直，昂首挺胸：行走时，要面朝前方，双眼平视，头部端正，挺胸收腹，直腰，身体重心落于双足的中央，不可偏斜。

（2）起步前倾，重心在前：迈步前进时，重心应从脚的中部移到脚的前部，当前脚落地后脚离地时，膝盖一定要伸直，放下脚时再稍微松弛，并立刻使重心前移。

（3）直线前进，自始至终：双脚行走的轨迹，大体上应当成为一条直线，克服身体在行进中左右摇摆，同时腰部至脚部要始终保持直线前行。

（4）脚尖前伸，步幅适中：行进时，应保持脚尖向前，不要向内或向外，同时应保持步幅适中。

（5）双肩平衡，两臂摆动：行进时，双肩双臂都不可过于僵硬呆板，腰部以上至肩部都应尽量减少动作，保持平稳，双臂靠近身体，随步伐前后自然摆动，手指自然弯曲朝向身体。

四、蹲　姿

蹲姿，是拾取落在地上的东西，或拿取低处物品时所采用的一种暂时性的体态，是相对静止的一种姿势。

（一）基本蹲姿

1. 蹲姿的基本要求　蹲姿的基本要求是优雅美观。下蹲时先整理衣服再缓慢屈膝蹲下，臀部向下，两腿合力支撑身体，保持平衡，防止摔倒。女士双腿应并拢无缝隙，男士则可适度地分开双腿。

2. 蹲姿的要领　蹲姿要做到3个字：准、稳、雅。

准：即要恰好蹲在所取物品的近旁，以避免距离不合适需要再次移动所造成的尴尬。

稳：即蹲下时要注意重心，保持身体平衡，避免摇晃或跌倒。

雅：即蹲下时要表现得优雅美观，避免弓背翘臀，或穿着短裙时暴露隐私。

（二）常见的蹲姿

1. 高低式　这种蹲姿的基本特征是双膝一高一低。下蹲时，左脚在前，脚后跟完全着地，右脚比左脚略靠后，脚掌着地，脚后跟提起，臀部向下，基本上以右腿支撑身体。此时，右膝要低于左膝，右膝内侧可靠于左小腿的内侧，形成左膝高右膝低的姿态。也可根据习惯调整左右腿的姿势。女性两腿应并拢靠紧，男性则可适度分开。在工作时选用这一方式，往往更为方便（图2-43）。

2. 交叉式　这种蹲姿通常适用于穿短裙的女性。站立时先将左脚退至右脚后再下蹲，蹲下时双腿上下交叠在一起，类似于英文字母"X"，合力支撑身体；右大腿叠于左大腿上，膝盖朝左倾斜，右小腿垂直于地面，全脚着地；左膝朝右倾斜，脚跟抬起，脚掌着地。也可根据习惯调整左右腿的姿势（图2-44）。

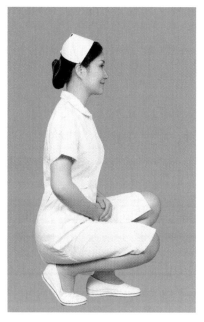

图 2-43　高低式蹲姿

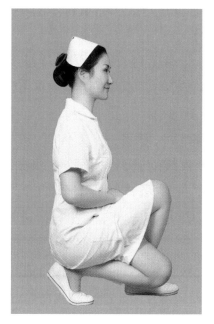

图 2-44　交叉式蹲姿

3. 半蹲式　这种蹲姿的正式程度不及前两种，多为某些特殊场合临时采用。基本特征是身体半立半蹲，下蹲时，上身略微前倾，臀部向下，不能撅起；双膝略弯曲，一般应成钝角；身体的重心放在一条腿上（图2-45）。

4. 单膝着地式　这种蹲姿是一种非正式的蹲姿，多用于下蹲时间较长，或为了用力方便而采用。基本特征是双腿一蹲一跪。下蹲之后，一侧膝盖和脚尖着地，臀部坐在脚跟上；另一条腿则全脚着地，小腿垂直于地面；双腿尽力靠拢（图2-46）。

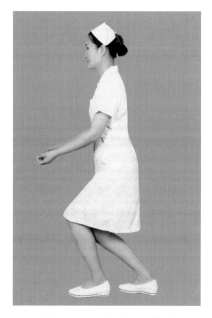

图 2-45　半蹲式蹲姿

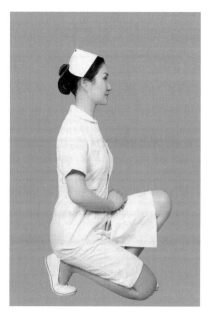

图 2-46　单膝着地式蹲姿

（三）禁忌蹲姿

在公共场所下蹲时如果稍不留意，就会给人留下粗俗的印象。

1. 下蹲时双腿平行叉开　类似于上洗手间的姿势，在公共场合显得粗鲁无礼，极不文雅。

2. 下蹲时低头弯腰，臀部抬高　不仅不够文雅，领口偏大时，还可能出现隐私部位走光的尴尬。

3. 行走时突然下蹲　会阻碍他人通行，同时，也会有被他人撞倒的危险。

4. 穿短裙叉开双腿　女士穿短裙下蹲时，如不注意并拢双腿，有可能出现走光的尴尬。

5. 穿着下摆较长的服装直接下蹲　穿着长裙或下摆较长的衣服，不加整理直接下蹲，衣物拖在地上既有可能沾染污物，也可能绊倒或妨碍周围的行人。

（四）训练方法

蹲姿的训练可分六步完成：

1. 在站姿基础上，右脚后退半步，身体重心落在两脚之间。

2. 上身保持直立状态，双手理顺衣裙下摆。

3. 下蹲时两腿紧靠，一侧脚整个脚掌着地，小腿垂直于地面，另一侧脚脚尖着地，脚跟提起，微微屈膝，双腿形成单膝点地式或双腿高低式。

4. 降低身体重心，臀部向下，保持腰部挺直拾取物品。

5. 起立，挺胸收腹，调整重心。

6. 右脚回归原位。

五、手　姿

手姿又称手势，是人的两只手及手臂所做的动作，其中双手的动作是手姿的核心。手是人体最灵活自如的一个部位，因此，手姿是人际交往中最丰富、最有表现力的一种体态语言，得体适度的手姿，能在交际活动中起到锦上添花的作用。为了增强运用效果，使用手姿时还要注意与眼神、步态、礼节相配合，方可形成整体，相得益彰。

通常我们可将手势语分成四种类型。

第一类是形象手势，用以模拟具体物态，如双手拇指与四指弯曲相对，模拟球形。

第二类是象征手势，用以表示抽象意念，如同时伸出食指与中指表示胜利。

第三类是情意手势，用以传递情感，如双手大拇指和食指指尖相对形成的桃心形状，可以传递喜欢、爱慕等情感。

第四类是指示手势，用以指示具体对象从事某项活动，比如合唱队的指挥手势。

 边学边练

现代人的手姿内涵越来越丰富，尤其是年轻人，经常使用手势交流，你还知道哪些手势及含义？它们分别属于哪一种类型？请与同学分享交流。

基本的手姿包括以下几种。

1. 垂放　垂放是最基本的手姿，有两种方式：一是双手自然下垂于身体两侧，掌心向内，二是双手自然下垂，叠放或相握于腹前。垂放的手姿主要用于站立之时，是一种自然、平静的状态（图2-47、图2-48）。

2. 背手　背手的方法是双臂伸到背后，双手相握，同时昂首挺胸。多见于站立、行走时，既可显示权威，又可稳定情绪，充分表达出自信的状态（图2-49、图2-50）。

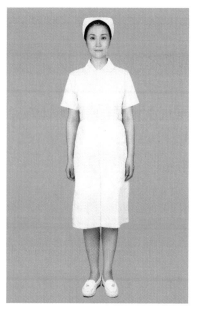

图2-47　站立双手自然下垂

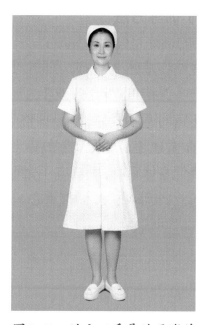

图2-48　站立双手叠放于腹前

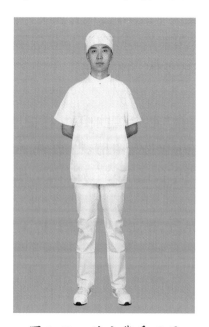

图2-49　站立背手正面

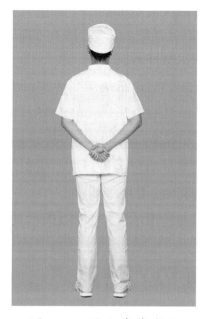

图2-50　站立背手背面

3. 持物　持物是指用手拿东西，这是手在生活中最为常用的功能。正确得体的持物姿势，不但能更充分地发挥双手的作用，也能够体现出良好的礼仪素质和个人修养。得体的持物姿势应该稳定、安全、卫生。根据需要，持物时可用一只手，也可用两只手，动作自然，用力均匀。不应翘起无名指与小指，显得矫揉造作。需注意的是，在拿取剪刀、刀片、注射器等尖锐危险物品时，应注意方向，避免误伤自己。递送此类物品应使尖锐面朝向自己，待对方持稳后方可松手。

4. 鼓掌　鼓掌是用以表示欢迎、祝贺、支持的一种手姿，多用于迎候嘉宾、演出、比赛、演讲或会议。鼓掌的正确方法是右手掌心向下，有节奏地拍击左掌，必要时，还应起身站立（图2-51）。

5. 握手　握手是被国际上公认的最常见的表达友好的方式，通常在相见和道别时使用，主要表达相互间的友好，也可表示欢迎、感谢、祝贺、珍重等多种意思。握手时，应先向对方打招呼并注视对方，距离对方约1米远时，伸出右手，四指并拢，拇指张开，上身稍向前倾，握住对方的手3～5秒，上下晃动两次即可（图2-52）。

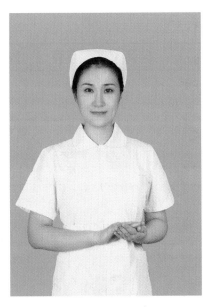

图2-51　鼓掌

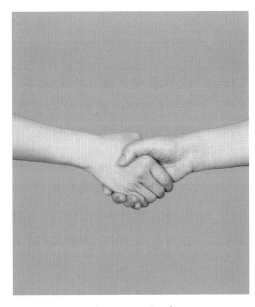

图2-52　握手

6. 夸奖　夸奖主要用以表扬他人。其做法是伸出右手，拇指翘起，指尖向上，指腹面向被称赞者。采用这种手势时，应同时面带微笑向其注视，以示由衷和诚恳之情，否则会显得心不在焉，虚情假意。禁忌拇指竖起来反向指向他人，或自指鼻尖，这些藐视他人和自大的举止会引起他人的反感。

7. 指示　指示是用来引导他人、指示方向的手势。其正确做法是以右手或左手抬至一定高度，四指并拢，拇指微张，掌心向上，以肘部为轴，朝一定方向伸出手臂。在做指示手势时，掌心的朝向需要特别留意，掌心向上时表示诚恳、谦逊，而掌心向下则表示命令、强迫，应尽量避免（图2-53）。

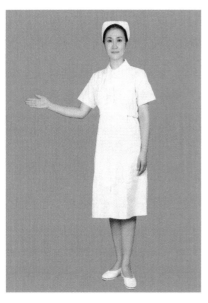

图 2-53　指示或引导

1. 请同学自由组合，4～6 人一组，认真查看案例，讨论分析是什么引发了案例中的结果；

2. 你认为情景一中的人物究竟是哪里发生了变化？这些变化是怎样产生的？情景二中的人物存在哪些问题？请写出至少 3 条，并提出改进方案；

3. 你认为一名优秀的中职学生应当具有怎样的行为礼仪？请根据自己的理解，写出至少 5 条；

4. 观察小组或班级中的其他同学，找出其行为中存在的礼仪问题，逐一记录下来，并提出改进措施；

5. 汇报、交流、展示学习成果，相互学习借鉴；

6. 请老师和其他同学评价学习效果。

【任务评价】

表 2-1　学习评价表

评价项目	评价内容	自评	互评	教师点评
礼仪知识	能够准确说出正确的站姿、坐姿、蹲姿、行姿、手姿的礼仪规范和具体要求； 能够准确说出行为礼仪的作用及具体要求			
礼仪技能	通过认真观察，能够准确辨别行为礼仪的正误，并提出正确的改进方案； 能够正确展示行为礼仪规范； 日常生活和工作中，能够有意识地按照礼仪规范修正自己的行为； 注重课堂中的行为礼仪，团队合作融洽			
礼仪态度	态度诚恳，注重行为礼仪习惯的养成； 善于沟通，在学习过程中处处体现出较强的礼仪素质			
综合评价				
努力方向				

【任务拓展】

〖基础〗　李晓仪想拍摄几张关于行为礼仪的照片，请你给她一些关于站、坐、行、蹲等姿态的建议，帮助她完成照片拍摄任务。

〖提高〗　你认为哪些行为礼仪能带给我们信任感，使我们愿意积极配合？哪些行为礼仪会让我们产生负面情绪？应当如何避免？

〖**挑战**〗 随机拍摄周围同学的照片，收集仪仗队、空乘人员的图片，将两组照片进行对比，找出他们在行为礼仪上的区别点，提出改进措施，并与周围的同学分享交流。

 礼仪剪影

通过学习，你是否对成为最美的护士更有信心了呢？请穿好护士服，参照本节学习内容，同学之间相互拍摄站、坐、行、蹲的照片，比一比，看看谁是最美的护士。

（郝　茹）

任务二　如何在护理工作中体现仪态美

【**情景呈现**】

情景一

李晓仪在见习期间，看到实习护士小张坐在护士站书写护理文件时，来了一位患者家属，向小张询问医生查房的时间。小张听到声音，立即停止书写，起身站立，笑脸相迎，细心地解答患者家属的问题，患者家属非常满意。李晓仪心想：一句话的事，没必要站起来回复吧？她将这个想法向带教老师进行了咨询。老师针对这一事件耐心地给她进行了讲解。

情景二

妇产科新入职护士小杨要为某病房的患者进行静脉穿刺给药。她推门进入，见病房内没有人，却听见卫生间传来使劲锁门的声音。小杨尴尬地朝洗手间说了句："王姐，该输液了，我一会儿再来。"说完就退出病房，关好了房门。半小时后小杨重新推门进入病房为患者服务。后来，李晓仪听说护士长批评了小杨。

【**情景分析**】

请同学们认真分析情景一，你觉得护士长会给李晓仪说些什么呢？情境二中小杨的做法恰当吗？请说明原因并提出改进措施。

在日常工作中，优美的姿态、温柔的护士行为，往往比有声的语言更有魅力，它让患者感到温暖、亲切，不仅体现出较高的护士素养和良好的文明程度，更能体现出对患者的尊重和友好，能够迅速赢得患者和家属的信赖，无形之中给患者以振奋，愿意主动配合治疗和护理，促进疾病的好转或康复。有些护士也能为患者服务，但是举止轻浮、懒散拖沓、神情冷漠，即使有娴熟的诊疗技术，也难以取得患者和家属的尊重，影响治疗的效果。是什么造成了这两者的差异呢？

同学们，你也想给大家留下良好的印象吧，赶紧从今天开始学习和实践护士行为礼仪中的站、坐、行、蹲、持病历夹、端治疗盘、推治疗车、开关门等礼仪规范吧。

【任务准备】

物品准备

准备《护理礼仪》教材、水笔、护士工作服、护士帽、护士鞋、发卡、发网、椅子、治疗车、治疗盘、病历夹、轮椅等物品。

知识准备

一、护士工作中的举止礼仪

举止又称体态，是指人的肢体所呈现出的各种体态，及其变动的行为动作和表情。护士工作中的举止礼仪主要是指护士在工作时所运用的站姿、坐姿、行姿、蹲姿、搬放椅子等，是护士在护理治疗工作中举止方面应当遵守的行为规范，是以服务对象即患者为中心的行为要求和规范，实质内涵是护理人员在工作岗位上向患者提供服务时标准的具体做法。

（一）护士的站姿要求

1. 基本要领　站姿是所有体态的基础，护士在工作中的基本站姿要领为：头正颈直，下颌微收，双目平视，面带微笑，双肩平齐外展，双臂自然下垂，挺胸收腹，收臀并膝，两脚呈"V"字或"丁"字形，两手交叉于下腹部，双手相握（图2-54）。体现出挺拔向上、稳重自然的良好风貌。

2. 不同场合的站姿　在护理工作中，护士的站姿应遵循力学原则及行为规范要求，根据场景、工作内容不同而采取不同的姿态，做到既节力又优雅。在门诊大厅担任导诊护士职责时，应采用标准站姿，即：双脚成"V"字形或"丁"字形，双手搭握放于下腹部，紧而不绷、松而不散，给人以彬彬有礼、落落大方、轻松自信之感。在与患者沟通时，可采取沟通站姿，即：脚成"丁"字步，双手相握放于上腹部，或一侧手臂抬于腰间的站姿，另一手自然下垂，上身前倾，给人以亲切之感（图2-55）。男护士可以采用双脚平行分开不超过肩宽，右手握住左手腕上方，自然贴于腹前（图2-56、图2-57）。

 知识拓展

当与他人沟通时，采取平等的体位更容易被对方接受。例如与站立的患者沟通时，必须起身站立；当患者坐位或卧位时，护士可适当选择坐姿或前倾式沟通站姿，以表示对对方的尊重。站姿可分基本站姿、标准站姿与沟通站姿，与人沟通时应使用沟通站姿。

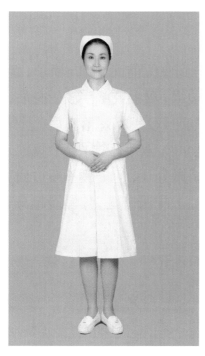

图2-54 女护士站姿1

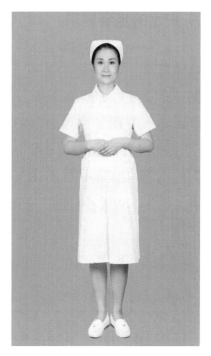

图2-55 女护士站姿2

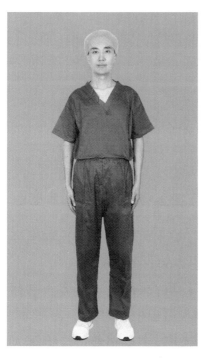

图2-56 男护士站姿1

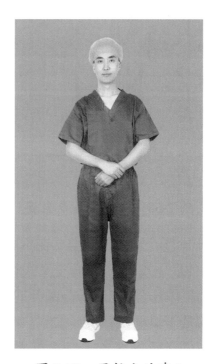

图2-57 男护士站姿2

 边学边练

　　在以下工作场景中,如在病床旁交接班、晨会交接班、向患者进行健康宣教时,应该采取哪种站姿?请说出你的理由。

（二）护士的坐姿要求

护士在工作中不应随意就座，落座时应端正安稳。

1. 基本要领　在行姿的基础上，从椅子左侧走到座位前面，背向椅子，距离椅子15～20厘米时，将右脚后移半步，使小腿贴在椅子边缘，双手或单手放于身后，用手背顺势从腰间向下理顺工作服，轻稳落座，坐于椅面的前1/2～2/3；落座后，上身保持自然挺直，上身与大腿、大腿与小腿、小腿与地面均呈90°，双手相握，放于腹前，双膝轻靠，双脚并拢，脚尖向前（图2-58）。男士两膝也可略微分开，但一般不超过肩宽，双手放于双腿上（图2-59）。离座时，右脚后退支撑重心，上身保持直立，慢慢起身离位，从左侧离开。

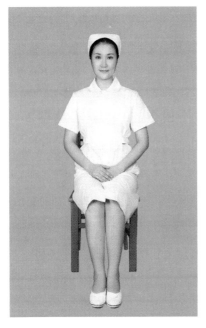
图2-58　女护士基本坐姿

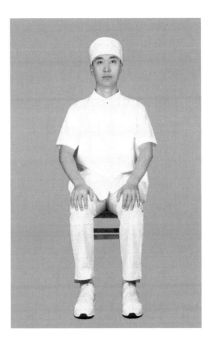
图2-59　男护士基本坐姿

2. 不同场合常用的坐姿　在不同的工作环境下，护士可采用下列几种坐姿：双腿斜放式，前伸后屈式，还有双腿交叉式和双脚内收式（图2-60～图2-63）。

（1）工作场合：工作场合属于正式场合，应端庄稳重，采取基本坐姿。书写、听讲时双手可以放于桌上。

（2）公众场合：在公众场合就坐时，应注意对号入座，主动将尊位让给客人、长者或职务高的人。坐于外侧时要及时为他人让座。

　边学边练

　　现在按照护士坐姿的要求，与同学一起，试着按照从入座到离座的要求做一遍，你感觉应如何使姿态保持优美？选出做得最好的同学，大家一起总结分析。

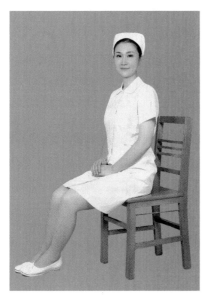

图 2-60　护士坐姿 - 双腿斜
　　　　放式

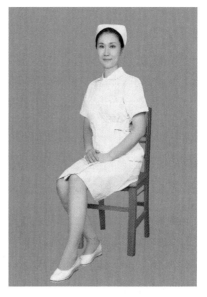

图 2-61　护士坐姿 - 前伸后
　　　　屈式

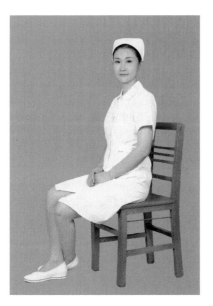

图 2-62　护士坐姿 - 双腿交
　　　　叉式

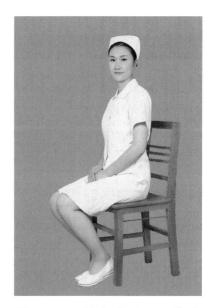

图 2-63　护士坐姿 - 双脚内
　　　　收式

（三）护士的行姿要求

1. 基本要领　护士在工作中基本行姿为精神饱满，头正肩平，双目平视，挺胸收腹，双臂自然摆动，足尖向前，呈直线行走，步幅均匀，步速适中，体现轻盈稳健、从容不迫（图 2-64～图 2-66）。男士的行姿要展现出男士刚强、豪放、阳刚之美。

2. 不同场合的行走礼仪　巡视病房或到病房进行治疗时应做到步履轻稳，在患者出现紧急情况时，应使用快行步，即：在行姿的基础上，步幅变小，步速变快，一般用于抢救工作中。要求：沉稳地加快步速，步伐轻盈，快而不慌，表现出"急而不慌、忙不失仪"的工作作风，使工作紧张有序，忙而不乱，增加患者的安全感和信赖感。

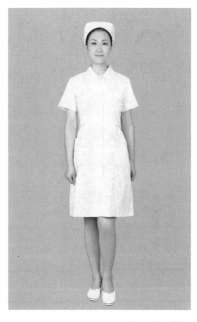
图 2-64　护士行姿 - 起步

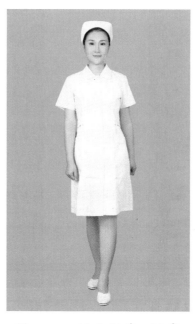
图 2-65　护士行姿 - 迈步

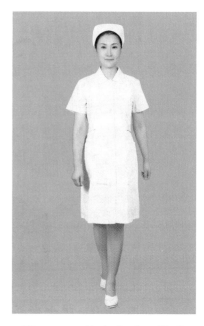
图 2-66　护士行姿 - 落步

边学边练

　　两人一组试着按行姿要领行走 50 米,配以节奏感较强的音乐,注意掌握好走路的速度、节拍,保持身体平衡,双臂摆动对称,动作协调自然。纠正重心不稳和内、外"八字步"。

（四）护士的蹲姿要求

　　1. 基本要领　护士下蹲时,应注意掌握一脚在前一脚稍后的原则,头略低,上身挺直前倾,双腿靠紧,臀部向下。俯身拾物时,一脚后退半步,用手背理顺身后工作服,屈膝下蹲之后再拾取物品(图 2-67、图 2-68)。

　　2. 不同场合的蹲姿　在护理工作中,护士应根据场景、工作内容不同而采取不同的姿态,做到既节力又规范、优雅。在整理床单位、搬放物品时,应采用半蹲姿;下蹲时间较长或低平面操作时(如就地抢救患者),可采用单膝着地式蹲姿。

（五）搬放椅子

　　椅子是病房中配给每位患者床边的物品,在进行床铺整理或某些治疗操作时,需要移动、搬放,要做到动作轻巧、节力,姿势优美。

　　1. 搬放椅子要领　搬放椅子时,人侧立于椅子后面,双脚前后分开,呈半蹲姿,一手将椅背夹于手臂与身体之间,另一手自然扶持椅背上端,抓稳椅背,起身前行。拿起或放下时要保持轻巧,控制好力度,尽量避免发出声响(图 2-69、图 2-70)。

　　2. 不同场合的搬放椅子

　　（1）若需搬移患者床边的椅子时,搬起前应告知患者,如椅子上放有物品,征询患者

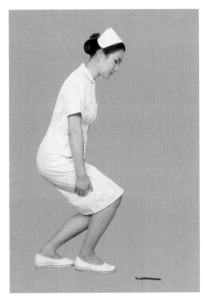

图 2-67　护士蹲姿 - 弯腰预
　　　　　备姿势

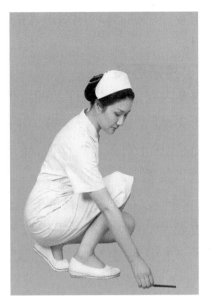

图 2-68　护士蹲姿 - 蹲好拾
　　　　　物姿势

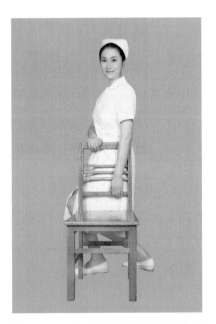

图 2-69　护士搬起或放下椅子

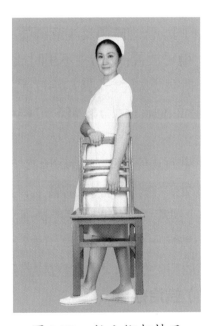

图 2-70　护士搬起椅子

意见后,将物品放置它处。

（2）搬起椅子行走过程中,要避免椅子与人以及床、墙、门等相碰。

（3）操作完毕后要将椅子放回原位,或征得患者意见后放置,动作要轻缓。

二、护理工作中的行为礼仪

护士工作中的行为礼仪是指护士在护理治疗工作中应当遵守的行为规范,包括:持病例夹、端治疗盘、推治疗车、开关门等,这些行为举止的规范、优雅,既可以体现护士优良的职业素养，又能体现出对患者的尊重、友好和善意，对患者的治疗和康复起到积极的促进作用。

（一）持病历夹

病历夹内有重要的医疗护理文件，护士与病历夹的接触最为密切，护士工作中经常需持病历夹翻阅、记录、行走等。正确的持病历夹方法不仅能体现护士对医疗文件的重视，也反映出护士对工作的严谨，更能体现护士的职业素养。

1. 基本要领

（1）侧胸式：在站姿或行姿的基础上，肩部自然放松，上臂贴近躯干，病历夹正面向内，一手握住病历夹的上1/3，病历夹前部略上抬，另一手自然下垂或扶托病历夹下端，女士多用（图2-71）。

（2）侧腰式：在站姿或行姿的基础上，肩部自然放松，上臂贴近躯干，病历夹正面向内，一手握住病历夹中部，放于侧腰部，男士多用。

2. 不同场合的应用及注意事项

（1）稳妥放置：病历夹不用时放于固定的病历车或病历柜内；持病历夹时，不做与治疗无关的事情；使用后，不得在患者面前随意乱放；整个过程中要保护好医疗护理文件。

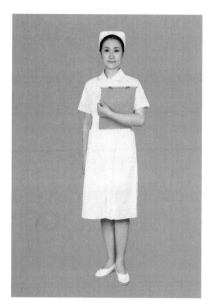

图2-71 护士持病历夹正面

（2）书写或阅读时的持病历夹方法：一手持病历夹一侧前1/3处，将病历夹放于前臂上，手臂稍外展，持病历夹上臂靠近躯干，另一手可翻阅或书写，整个过程中要保护好医疗护理文件（图2-72、图2-73）。

（3）持病历夹行走：持病历夹行走时，持病历夹的手应保持稳定，垂放的手以肩关节为轴，前后自然摆动；不可随意拎着病历夹走来走去（图2-74）。

（二）端治疗盘

治疗盘是护理工作中盛放物品的常用容器，护士在进行护理操作时会经常使用治疗盘，因此端治疗盘也是护理工作中常见的姿势，要求做到节力、平稳，姿势优美。

1. 基本要领　在站姿或行姿的基础上，上臂贴近躯干，肘关节弯曲，小臂与上臂呈90°，双手分别在两侧托住盘底，四指在下自然分开，拇指置于治疗盘两侧边缘中部，治疗盘边缘距躯干5～10厘米，前臂同上臂及手一起用力。行走时保持治疗盘平稳，不可倾斜；双手拇指不能触及治疗盘的内面；治疗盘边缘不可触及护士服（图2-75～图2-77）。

2. 不同场合的应用及注意事项

（1）礼让他人：在较窄的走廊与他人相遇时，应侧身向左或右侧方让开一步，礼让对方；若对方已先做此行为，应点头致谢，快速通过，但应保持盘内物品稳妥，避免掉落。

（2）进门有礼：端治疗盘进门时，可请他人帮忙开门；周围无人时，可用肩部或肘部

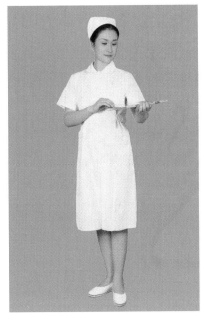 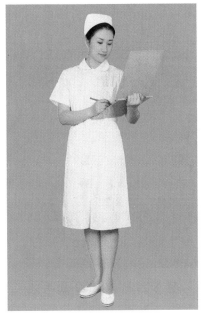 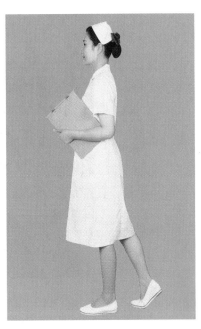

图 2-72 护士持病历夹翻阅　　图 2-73 护士持病历夹书写　　图 2-74 护士持病历夹行走

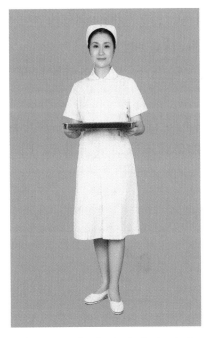 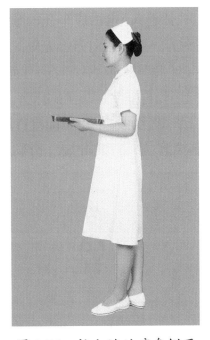

图 2-75 护士端治疗盘正面　　　　图 2-76 护士端治疗盘侧面

将门轻轻推开，避免用脚踢门。

（3）动作轻稳：端起或放下治疗盘时动作应轻稳，声响不要过大。

（三）推治疗车

治疗车是日常护理工作中盛放及转运物品的常用设备，护士推治疗车是在行姿的基础上进行的，应保持车速适中，运行平稳、安全、无噪音。

1. 基本要领　护士位于治疗车无护栏侧，用双手扶住治疗车两侧，身体距治疗车20～30厘米，推车行走时，上身略向前倾，将重心集中于前臂，两臂用力均匀，把稳方向，

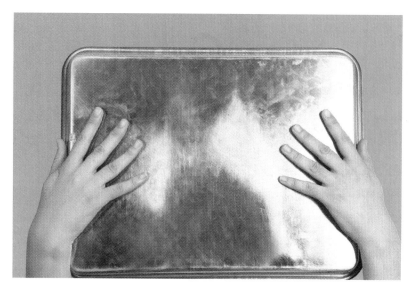

图 2-77　端治疗盘手法

抬头、挺胸直背，步伐均匀，轻快平稳行进，停放稳定，勿使物品掉落（图 2-78、图 2-79）。

2. 不同场合的应用及注意事项

（1）礼让他人：推治疗车在较窄的走廊与他人相遇时，应先将治疗车推在一侧，礼让他人，请对方先行。若对方已先做此行为，应点头致谢，快速通过。

（2）进门有礼：推治疗车进门前先将车停稳，用手轻推开门后，再推治疗车入室；入室后，关上门，再推治疗车至病床旁，避免用车撞门。

（3）动作轻稳：推治疗车前检查治疗车的完好性，行走过程中避免推治疗车速度过快而使物品掉落；避免声响过大，影响患者休息治疗；避免将治疗车放于身后，用手拖拽治疗车走。

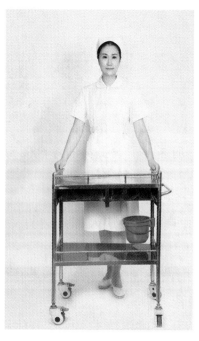

图 2-78　护士推治疗车正面

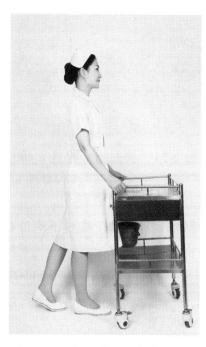

图 2-79　护士推治疗车侧面

（四）开关门礼仪

进出病房或办公室时，需要遵守开关门礼仪，表示对对方的尊重，同时保护对方隐私。

1. 基本要领

（1）开门礼仪：用右手食指或者中指弯曲后，轻轻敲门，连敲三下，间隔为0.3秒～0.5秒，待对方允许后方可推门进入，向室内人员点头致意，说"您好"，再轻轻地把门关上（图2-80）。

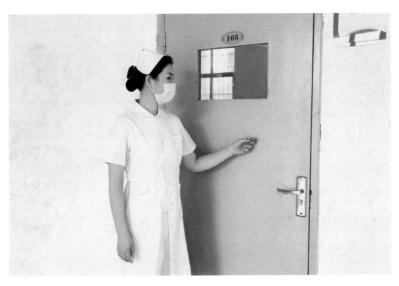

图2-80　敲门

（2）关门礼仪：打开门，退出房间，向室内人员点头致意或挥手致意，说"再见"，再轻轻地把门关上。

2. 注意事项

（1）注意不要用手背、手掌或多个手指用力拍打。

（2）注意3下为一次，若连续敲门两次仍无应答，表示门内无人或不方便接待，可过会再来，切不可连续、重力地敲打。

（3）敲门的节奏不要太快或太慢，太快会让人感觉心烦，太慢会给人感觉散漫不自信。

（4）敲门的力度大小应适中，不能太强或太弱。力度太大会让对方受到惊吓，给人以粗鲁没有教养的感觉，让别人反感；力度太小别人听不见，让人感觉你胆子太小、紧张过度。

（5）关门时，禁忌声响过大，或背对他人关门。

（五）其他行为礼仪

在护理操作中，护士为患者服务的行为是连续的，如平车运送患者、轮椅运送患者、协助患者翻身侧卧、为患者测血压、置胃管、扎止血带选择血管、穿刺进针等，都需要与患者有直接或间接的接触，在接触患者时应动作轻柔，注意安全，避免损伤，避免增加患者的痛苦。这些行为没有固定的姿势，但都是在护士基本的站、坐、行、蹲、手姿的基础上衍生的。这些姿态的规范、礼貌、优雅可以体现护士优良的职业素质,给患者以安全感。

轮椅运送患者:轮椅一般用来护送不能行走但能坐起的患者,帮助患者离床活动,促进血液循环和体力恢复。

1. 基本要领　护士推轮椅至床尾,固定车闸,协助患者坐于轮椅中,并将其双脚置于脚踏板上,尽量使其靠后坐,系好安全带,然后站在轮椅后侧,松开车闸,双手握住车把,推行运送患者。运送过程中要掌握好方向,保持匀速平稳推行,途中保证患者安全、舒适,停止后先固定车闸,再协助患者活动(图2-81)。

2. 不同场合的应用及注意事项

（1）上下坡:上坡时护士在后,手握车把手均匀用力,两臂保持屈曲,身体前倾,平稳向上推行;下坡时,采用倒推下坡的方法,缓慢倒退行走,以防发生意外和引起患者不适。

（2）进出房门:进出门时,应先将门打开,不可用轮椅撞门,以免震动患者引起二次损伤造成患者不适,或损坏公共设施。

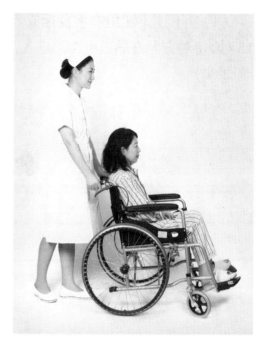

图2-81　轮椅运送患者

（3）进出电梯:轮椅进出电梯,原则是倒退进出,根据患者需求调整方向,若电梯空间不足,不能旋转轮椅时,在保障患者安全的情况下,可以选择适当的方式,进电梯后及时固定车闸,确保安全。

（4）安全防护:使用轮椅前应检查性能是否完好,启动轮椅、上下坡、转弯、停止行进等环节,提前告知患者,避免引起其心理恐慌,推送过程中注意观察患者反应。

（5）注意保暖:根据室外温度适当增加衣服,或盖上被子、毛毯,注意保暖,以免受凉。

在日常生活和运动中,护士应培养有规律的生活行为,使自己的行为举止更加得体规范。

 边学边练

有经验的资深护士在冬天为患者听诊时,会将听诊器的体件放到手心里捂一捂。你知道原因吗? 这体现了医护人员的什么意识?

【任务实施】

1. 请同学自由结合,4~6人一组,认真查看情景,讨论分析是什么引发了情景中的结果;

2. 你认为情景一中的人物存在哪些问题？情景二中的人物存在哪些问题？请写出至少2个问题，并提出改进方案；

3. 你心目中的最美的护士应当具有什么样的职业行为？

4. 观察小组内或班级中的其他同学，与护士的行为规范进行对照，找出其行为举止中存在的问题，逐一记录下来，并提出改进措施；

5. 汇报、交流、展示学习成果，相互学习借鉴；

6. 请老师和其他同学评价学习效果。

【任务评价】

表2-2　学习评价表

评价项目	评价内容	自评	互评	教师点评
礼仪知识	能够准确说出护士正确的站姿、坐姿、蹲姿、行姿的基本要领； 能够准确说出护士工作中的行为礼仪基本要领			
礼仪技能	通过认真观察，能够准确辨别护士举止礼仪的正误，并提出正确的改进方案； 在提出改进方案的同时，能够正确演示护士行为礼仪规范； 能够按照护士行为礼仪的具体要求规范和修正自己的行为举止； 注重学习中的行为礼仪，团队合作融洽			
礼仪态度	态度诚恳，注重行为礼仪习惯的养成； 善于沟通，在学习过程中处处体现出较强的礼仪素质			
综合评价				
努力方向				

【任务拓展】

〖基础〗　李晓仪认为，学习护士行为礼仪是十分必要的，请你给她一些关于护士站、坐、行、蹲、持病历夹、端治疗盘、推治疗车、开关门等姿态的建议，帮助她完成照片拍摄任务。

〖提高〗　李晓仪下周要去人民医院心内科见习，请按照护理行为礼仪的要求，为她梳理工作中应注意的行为规范。

〔**挑战**〕 收集仪仗队、空乘人员的图片、视频，与护士仪态进行对比，找出区别点，对镜练习之后，邀请一名同学，试一试自己的仪态运用是否得当，请同学帮助你加以练习改善。

李晓仪日记

我原本以为整理好仪容、化上淡淡的妆、穿上了护士服、完善自己的仪表，就已经很像一名护士了。通过尝试着接待模拟患者和在医院见习，我才知道：优美的姿态、温柔的行为，实际上是一种无声的语言，往往比有声的语言更有魅力。一个人的一举一动都是个人的品德、情趣、教养等在仪态上的外在展现，它不仅反映了一个人的职业特点，同时也反映着人的内心精神世界。在医疗活动中，医护人员饱满的精神、高雅的举止、和蔼的态度，将给患者留下美好的印象，无形之中给患者以鼓舞，调动其积极性，主动地配合治疗和护理，促进疾病的好转或康复。护士作为医院和患者之间的桥梁与纽带，更应该在工作中注意自己的行为举止，重视并遵守护士行为礼仪规范，给患者留下真诚、温暖、信赖之感。

在礼仪课堂上，我认真听老师讲解示范，跟同学们一起反复练习，我学会了站、坐、行、蹲和手部的正确姿势，老师和同学们都说我做得很好。可是，一下课，总是不由自主地恢复到从前的样子。看来，形成良好的行为举止并不是一件容易的事情。今后，我一定要时刻提醒自己注意行为举止，不断训练，时刻规范自己的仪态，也虚心地请周围的同学监督我，纠正我。相信通过努力，我一定能成为一名行为举止优雅得体的护士！

向着我期待的目标，加油！

（邢世波）

模块二 护理社交礼仪——培养大方得体的言行

项目三 护士言谈礼仪

项目三 数字内容

1. 具有良好的语言修养，并能将这些语言修养运用到护理工作实践中。
2. 掌握言谈的技巧、禁忌以及护士言谈的原则、技巧和禁忌。
3. 熟悉言谈的原则和语言的规范性。
4. 了解言谈的作用。
5. 学会运用言谈技巧与患者沟通。

【项目说明】

本项目学习的重点是言谈的作用和原则、语言的规范性、言谈技巧、言谈禁忌，护士言谈的原则、技巧和禁忌。学习难点是将言谈技巧应用到护士常见的工作场景中。在学习过程中需认真体会语言交流的技巧和方法，有意识地规范自己的言行，践行护士职业规范，将言谈技巧熟练、灵活地运用于具体的工作实践之中。

护理工作的对象是人，护理工作有很强的技术性，也有很强的服务性，这就要求护士在日常工作中注意言谈技巧的培养，体现护士的职业特征。同时也应明白，护士言谈技巧的培养不是一蹴而就的，而是要经历一个漫长的不断学习的过程，甚至贯穿于整个职业生涯，只有在实践中不断加强学习和训练，才能形成一套属于自己的、实用的言谈技巧。

护士言谈技巧的培养应注重学习、点滴积累、及时总结，大到言谈的内容、表达方式，小到语气、语调、语速等都应予以重视，只有这样才能达到预期的效果。

【项目导航】

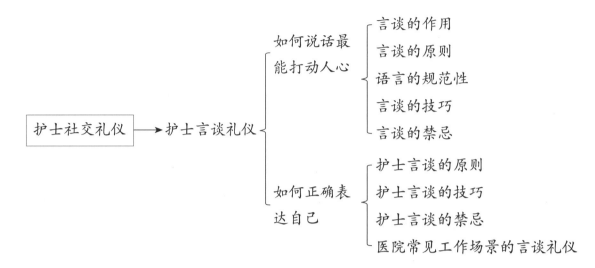

任务一 如何说话最能打动人心

【情景呈现】

情景一

李晓仪开始到医院实习了。一天,她护送患者到检验科做检查,听到两名患者正在大声地谈论病情,旁边有人嘟囔了一句:"声音不能小点吗? 不知道医院要保持安静吗?"那两名患者听到后大声嚷着:"凭什么要小声? 嫌吵你堵上耳朵啊。"双方随即吵了起来。

情景二

经过一个月的实习,李晓仪在病房的工作越来越得心应手。一天,她去给因肝硬化住院的王爷爷做晨间护理,得知王爷爷因担心手术而茶饭不思、整夜失眠。王爷爷对李晓仪说:"小李啊,你说爷爷是不是过不去这个坎儿了? 这个手术是不是没有必要做了?"李晓仪觉得自己应该说点什么来安慰王爷爷,但是又怕自己说错话。

【情景分析】

请同学们认真分析情景一,吵架双方在言谈方面存在哪些不当之处? 应当如何改进? 请同学们认真分析情景二,晓仪如果遇到王爷爷这样的患者,你认为应该怎么说,说什么样的话,才能有效帮助他们树立战胜疾病的信心呢?

言谈在沟通过程中起着主导作用,看似简单,却需要技巧。为了保证沟通的顺利进行、确保其效果,我们要善于观察,根据具体情况适时、适度地运用一些交谈技巧,把握交谈的主动权,用亲和、简洁的话语营造轻松愉快的沟通氛围。同时,不当的言谈会导致信息传递不畅,甚至产生信息被扭曲、沟通无效等问题,从而影响或破坏彼此关系。因此,在生活和工作中,我们应规范语言表达。

同学们,你们想成为善于表达的言谈高手吗? 一起来学习言谈礼仪的相关知识吧!

【任务准备】

物品准备

准备《护理礼仪》教材、水笔等物品。

知识准备

言谈是人类交往的重要方式之一。随着社会的不断发展，言谈在人们生活中的作用越来越凸显。在日常生活和工作中，如何与他人交流？语言有哪些作用和规范？怎样说话最能打动人心？这些都是言谈礼仪涉及的内容。

言谈的意思是谈论，交谈是指说话的内容和态度。通过一个人的言谈举止，可以直观地反映出他的思维能力、生活经历、文化知识、道德修养等诸多内在因素。我们在生活中若想通过言谈达到交流的预期目的，除了语言规范，还应注意"礼"的运用。

一、言谈的作用

（一）沟通交流

有效的言谈能帮助人和人充分交流，使思想和情感得到充分的表达，从而增进彼此间的理解，促进人与人关系的和谐发展。

（二）获取信息

有效的言谈有利于获取有效信息，以便做出更准确的判断和正确的决定。

（三）表达情感

有效的言谈可以表达出内心的情感，一方面将内心的愉快、信任、感激等正向情感传达他人，另一方面能够缓解内心的焦虑、痛苦、恐惧的负向情感和心理压力，从而获得精神上的慰藉，最终呈现出良好的心理状态。

二、言谈的原则

（一）目的性原则

言谈是一种有意识、有目标的沟通活动，它的目的是在于传递信息，争取信任，激励安慰等。目的性原则是言谈的首要原则。任何语言沟通，无论内容如何广泛，都是为了解决某个问题而产生的。因此，我们应善于寻找对方传递信息的目的。

（二）真诚性原则

诚恳的态度与真切的语言，是真心待人处事的表现，会给人们留下良好的印象。诚恳的态度，需要言谈者拥有高尚的品质作为支撑，使对方感到可信赖。真切的语言，主要表现在言谈的内容上，就是我们常说的要讲"真话""实话"。

（三）礼貌性原则

"礼让"是中华民族的传统美德，有谦恭礼让、守礼谦让的意思。谈话过程中尊重对方,以自然平等的态度、亲切的话语与对方交谈,学会倾听,尽量不要在中途予以打断,确需发表个人意见或者补充时,应待对方把话讲完,或者得到对方首肯后再讲。

（四）准确性原则

沟通时要注意使用普通话,吐字清晰,语速适度,做到语法规范,语言通俗易懂,语义准确等。在言语沟通过程中应尽量使用口语,少用或不用书面语言。流利顺畅的口语表达更容易阐明自己的观点,提高对话的时效性。用语言表达某一事物时,还要注意系统性和逻辑性,才能正确传递信息。

三、语言的规范性

语言规范是指使用某种语言的人所应共同遵守的语音、语法、词汇等方面的标准和典范。在言谈中,应根据场合、时间、地点、对象的不同使用规范的语言。

（一）语音正确

语音是语言符号系统的载体。我国是一个多民族的国家,方言众多。在交流中,我们应使用普通话,做到发音准确,表达清晰。同时要注意语调自然适中,语速均匀,勿忽高忽低,忽快忽慢,使交谈对象能够不费力地听清谈话内容。

（二）语法规范

语法是语言组合的规律和法则。语言的表达要符合语法规范,这种规范不是人为的规定,而是人们在长期语言使用中自然形成并共同遵守的规律。言谈是人的社会生活中最重要的内容之一,我们在日常的生活和工作中的语言沟通,要做到符合语法规范,才能使我们的表达准确而清晰,体现我们的语言修养。

（三）词汇准确

词汇是语言的建筑材料。古人云"一言以兴邦,一言以丧国",充分说明了用词准确的重要性,有时候胜利与失败,就在这一词之差。因此,在日常的言谈礼仪中,我们应注意自己用词的规范和贴切。

 知识拓展

与君言,言使臣;与大人(卿大夫)言,言事君;与老者言,言使弟子;与幼者言,言孝弟于父兄;与众言,言忠信慈祥;与居官者(士以下的官吏)言,言忠信。

这段话的意思是:与君主谈话,所言着重于如何使用臣下;与卿大夫谈话,所言着重于如何奉事君上;与年老的长辈谈话,所言着重于如何教育弟子;与年幼者谈话,所言着重于如何孝悌父兄;与一般人谈话,所言着重于如何以忠信慈祥处世;与士以下的官吏谈话,所言着重于如何忠信奉公。

资料来源:《仪礼·士相见礼》

（四）合理使用敬语、谦语、雅语

1. 敬语 也称"敬辞"。敬语的使用可以从侧面体现一个人的文化修养。通常在正规社交场合、与长辈谈话或初次认识等情况下使用。常用敬语如第二人称中的"您"字，其他可用"阁下""您老"等代称。使用敬语的时候应该注意运用自然，表达真切，不要刻意修饰，否则会显得做作。

2. 谦语 也称"谦辞"，表达谦逊恭敬的一种词语，现代生活中对于谦语的使用不大广泛，但我们应该秉承一种自谦的精神，让自己在交往中更容易被人接纳。比如在别人面前谦称自己为"鄙人""在下"，谦称自己的家人为"家严""家兄"等。

3. 雅语 是指一些比较文雅的词语，恰当地使用雅语能体现出一个人的文化素养以及尊重他人的个人素质。如探望别人时说"拜访"，称腿脚残疾为"行动不便"等。

（1）问候语：是人们互致问候时所用的语言。如：第一次见面时，可用"初次见面，请多多关照""很高兴认识您"来问候对方，碰到熟人可以说："最近如何""很久没见，见到您很高兴"等。

（2）请托语：是在向朋友或者他人提出某种请求或要求时使用的语言。如："拜托您""请帮个忙""让您费心了"等。

（3）致谢语：是当别人帮助你时，表示感谢的话，如："谢谢您的关心""感激不尽""万分感谢"等。

（4）安慰语：是指用宽慰、希望、鼓励以及共情的语言去减轻对方的不安、焦虑或者恐惧。如："请别太担心了""请不要着急"等。

（5）祝福语：是为他人送上祝福时使用的语言。如"祝您身体健康""祝您生活愉快"等。

（6）迎送语：表达的是欢迎或者送别，比如："欢迎您来我家做客""再见"等。

（7）致歉语：用来表达自己的歉意或者遗憾时的用语。如："对不起""让您久等了"等。

（8）礼赞语：是称赞、赞美他人的语言。如："很好""真了不起""棒极了"等。

（9）征询语：是向对方征求意见的语言。如："您喜欢吗""我可以进来吗""您需要什么吗"等。

总之，在运用上述语言时，应当因时、因地、因人，恰当而灵活地加以运用，才能为语言"锦上添花"，真正发挥语言沟通在人际交往中的重要作用。

四、言谈的技巧

我们在生活和工作中，离不开沟通。但相同的内容为什么不同的人说出来会有天壤之别呢？这就需要学习言谈的技巧，对不同的谈话对象运用不同的方式，才能够发挥应有的作用。

（一）善于赞美

"好言一句三冬暖，话不投机六月寒"（《增广贤文》），意思是好话暖人心，恶语伤人心。生活中的每个人，都有较强的自尊心和荣誉感，希望得到赞美与肯定。恰如其分的赞美能够增加人际交往的情谊，缓解矛盾。一方面我们在表达赞美的时候，要融入真情实意，由内而发的表达更能打动别人。如"您今天的气色真不错""你真棒"等。另一方面，如对方与自己观点不一致，也要先肯定对方观点的合理部分，然后再探讨引出更合理的观点。

（二）选题得当

选题恰当会带来一次愉悦的谈话。我们可以根据目的选择话题，如既定的或设计好的话题；根据双方都感兴趣的问题选择话题，如健康或美食等的话题；根据不同的环境选择话题，比如缓解压力的轻松话题；根据双方擅长熟悉的领域选择话题等。

（三）掌握分寸

掌握说话的分寸是语言沟通的关键。"言者无意，听者有心。"说话者要注意分寸，要顾及他人的情感，不能伤害他人的自尊心，令人尴尬难堪。首先要注意说话内容的分寸，不在背后议论他人、曝人隐私，不开过分的玩笑。其次要注意说话形式的分寸，公众场合要求言谈举止文明，不可旁若无人地高谈阔论，以免引起他人的非议或者反感。再次，说话要留有余地，因为事物的发展有两面性，因此，说话的时候尽量不用一些不留余地的词语，如"绝对不可能""肯定会"等。

（四）委婉含蓄

意思是不直言其事，把话说得含蓄、婉转。人们在交往过程中，有时不便从正面直说本意，需要从侧面曲折表达，让对方从自己的表述中揣摩意思、领会意图，以达到提醒、劝阻或者教育的作用。可以通过形象的比喻让对方展开相关联想，从而领会你所要表达的本意。

五、言谈的禁忌

言谈是一门艺术，也是一门学问，要想提高自己的言谈水平，除了遵循以上规范、原则和技巧外，还应注意避开沟通中的一些雷区。如：随便打断别人，打探或谈论别人的隐私，面红耳赤地和别人争辩，没完没了地向别人发牢骚，居高临下地训斥别人，自说自话等。

【任务实施】

1. 请同学自由组合，2人一组，分别扮演情景一中在检验科吵架的患者，模拟遇到类似的情况，应该如何进行沟通，才能化解不必要的尴尬；

2. 讨论分析在面对王爷爷这种患者时，应该怎样说话才能有效地缓解他们的不安，帮助他们树立战胜疾病的信心，请将讨论的内容写下来；

3. 汇报、交流、分享学习成果，相互学习借鉴；

4. 请老师和其他同学评价学习效果。

【任务评价】

表 3-1　学习评价表

评价项目	评价内容	自评	互评	教师点评
礼仪知识	沟通的技巧； 文明用语的知识			
礼仪技能	通过认真思考，能够根据不同场景 恰当表达； 能体谅并且照顾到对方的情绪； 能够对其他同学言谈表现的合理与 否进行正确判断； 注重学习中的言谈礼仪，团队合作融洽			
礼仪态度	态度诚恳，注重礼仪习惯的养成； 善于沟通，在学习过程中体现出较 强的礼仪修养			
综合评价				
努力方向				

【任务拓展】

〖**基础**〗 李晓仪认为日常生活中学会言谈的礼仪很重要，你的想法和她一样吗？请至少列出 3 条理由。

〖**提高**〗 中国文化博大精深、源远流长。"言之有礼"一词就出自明·吴承恩《西游记》第四十八回。请收集有关言谈礼仪的故事，相互交流并分析其中的言谈技巧。

〖**挑战**〗 李晓仪决定在每天下班后去陪王爷爷聊天，帮助王爷爷慢慢地走出沮丧的情绪，请你设计出合适的谈话内容。

（王朝香）

任务二　如何正确表达自己

【情景呈现】

情景一

李晓仪在巡视病房的时候，发现髋关节行复位术后的张女士愁眉苦脸。李晓仪关心地问道："阿姨，您怎么了？"张女士边摇头叹气边说："我担心今后会留下后遗症。要是留下后遗症，以后不能跳舞怎么办呀！"李晓仪解释道："以您目前情况，只要按照正确的方法坚持锻炼,对您的髋关节功能是没有影响的,您一定要加油。"听了李晓仪的话,张女士紧锁的眉头终于舒展开了。接着,李晓仪指导张女士:"虽然要坚持锻炼,但也要注意循序渐进,劳逸结合,遵循医生的指导,切不可过度。"张女士高兴地点点头。

情景二

李晓仪目前在急诊科实习,一天中午,张大妈来到急诊科,表情痛苦,伴有恶心、出汗、心悸、视力模糊等症状。李晓仪见老师在忙,遂自告奋勇去了解患者的情况。她来到张大妈身边,向张大妈说明来意,问:"阿姨,您能跟我说一下您现在有哪里不舒服吗?"张大妈告诉李晓仪,她现在气得喘不过气来,并且一直絮絮叨叨地诉说与丈夫吵架的整个过程。李晓仪打断了张大妈的叙述,对张大妈说:"您先说说您哪里不舒服吧? 吵架的事情有时间再说。"张大妈气呼呼地停了下来,并且对李晓仪爱答不理的。

【情景分析】

请同学们认真分析以上情景,是哪些因素引发了患者截然不同的态度变化? 你觉得李晓仪还有哪些可以改进的地方? 哪些是我们应当引以为戒的? 哪些是我们应当学习运用的? 如果你也有类似的经历,你会怎么处理?

在护理工作中,言谈的作用越来越被人们所重视。良好的言谈不仅有助于建立良好的护患关系,还能对患者的康复产生意想不到的促进作用。因此,护士在言谈过程中,除了要注意语言规范外,还应注意"礼"的运用。

同学们,你们想在护理工作中建立和谐的护患关系吗? 一起来学习护理工作中的言谈礼仪知识吧!

【任务准备】

物品准备

准备《护理礼仪》教材、模拟病房。

知识准备

语言是人类最重要的沟通工具,是维系人际关系的纽带。在护理工作中,语言是护士与患者思想交流的主要手段,既能治病也能致病。一名合格的护士,不仅要有过硬的专业知识和技能,还要有良好的语言表达技巧,以达到准确传递信息,解除患者的紧张情绪,调动患者配合治疗与护理的积极性的作用。

一、护士言谈的原则

(一)目的性原则

所有的语言沟通都是一种有意识、有目标的沟通活动,护士与患者的交谈不应是随意的闲聊,而应围绕患者的身心状况及需求进行有目的的交谈,从而实现护理目标,即促进患者康复。

(二)尊重性原则

护患的言谈是以相互尊重为基础的,要求护士尊重患者的人格,尊重患者的生活习惯、宗教信仰等，尤其要尊重和理解患者对疾病及治疗、护理措施的未知和对预后的焦虑、恐惧等负面情绪。不能因为患者的负面情绪或行为，以及需要医护人员的帮助等而贬低患者，凌驾于患者之上，甚至挖苦、恶语相向。应该站在患者的角度，理解患者、尊重患者，这样才能构建良好的护患关系。

（三）平等性原则

平等是指人们在社会、政治、经济、法律等方面享有相同的待遇，也泛指地位相等。在护理工作中则体现在每一位患者都应得到平等的照护。正如唐代孙思邈在《大医精诚》中所讲："若有疾厄来求救者，不得问其贵贱贫富，长幼妍蚩，怨亲善友，华夷愚智，普同一等，皆如至亲之想"。这句话的意思是说如果有人因疾病来求救，不能考虑他们的地位、家境、年龄、相貌或关系亲疏、民族等，都应一视同仁，像最亲密的人一样对待。唯有做到公平对待每一位患者，护士才能做到实事求是、站在公正的立场上处理和解决问题，才能建立良好的护患关系，扮演好患者权益的保护者这一角色。

 礼仪小故事

有一家人在家中设宴招待宾客。在品尝豆腐丸子这道菜时，客人均说新鲜可口。家里的孩子却说："妈妈，丸子是酸的！"女主人以为孩子无理取闹，当即责备了孩子，孩子委屈地掉下了眼泪。孩子的爸爸听到后，夹过孩子咬过的那个豆腐丸子尝了尝，果然不怎么新鲜，便颇有感慨地说："即使是孩子说的话，我们也要认真对待！孩子说不新鲜，我们不去核对就否认，多伤孩子的心呀。"

（四）通俗性原则

护士与患者交谈时，应坚持通俗性原则，尽量选用患者能听懂的语言，做到语言纯正、吐字清晰，做到口语化、通俗化。并根据患者的文化程度、年龄、理解能力等不同情况，分别运用浅显贴切的比喻，形象生动的描述，循序渐进地交谈。避免使用患者难以理解的书面语言、专业术语或医院内常用的省略语等。

（五）科学性原则

在护患关系中，护士的角色是专业人员，因此，谈话的内容应具有专业性和科学性。体现在两个方面，一是交谈中引用的例证和资料都应有可靠的科学依据，不能是民间传闻、主观猜测或随意编造的信息，更不能是错误的信息；健康指导的内容不能是偏方、秘方等效果不确定的内容。二是要坚持实事求是，不歪曲事实，既不要扩大治疗效果也不要危言耸听。

（六）情感性原则

每个人在交往中都会产生情感，不同的情感会对交往产生不同的影响。不具有情感的交谈不具备感染力和鼓动力。护士在与患者交谈时，应站在患者的角度去感受和体验,真正做到"以患者为中心",用真情实感使其感到温暖,感受到护士真切的关怀。

(七)艺术性原则

在医院这个特殊环境中,患者不理解配合、病情恶化、临终、死亡等情况不可避免,这要求护士在沟通过程中要注意语言表达的艺术性,根据交谈的对象、目的和情境采用不同的表达方式。尤其是面对一些特殊情况或突发状况时,可用委婉的语言、恰当的语气语调来表达,以提高护患沟通的效果,减少和防止护患纠纷的发生。

二、护士言谈的技巧

护士在工作中会接触到各种各样的人,他们的性格、职业、文化素养、民族、社会层次各不相同,为了使沟通能顺利进行,确保沟通的效果,护士在与不同的人沟通时要根据具体情况,运用恰当的交谈技巧。

(一)用心倾听

善于倾听是护患沟通的必要前提,在护患交谈中,专心倾听能极大地调动患者交流的积极性和主动性,使患者积极、全面、如实地提供与疾病相关的信息,有利于建立良好的护患关系,也为患者提供了倾诉的机会,愿意说出自己的感受和宣泄不良的情绪,从而起到心理护理的作用。在倾听过程中应做到:

1. 积极参与,适当反馈　为保证"听"的效果与质量,倾听时要积极参与,适当反馈,让患者感受到被重视,愿意说出内心的想法。首先要保持自然放松状态,可通过肢体动作、眼神等身体语言来表示在认真地聆听,鼓励患者进一步诉说。也可通过轻声应答"嗯""哦""是"等,以表示自己正在倾听。还要保持目光的交流,可用柔和的目光注视患者,只在适当时偶尔移开视线,既表达出对谈话者的尊重、对谈话内容的兴趣,又可使倾听者集中注意力,以获取更多的护理和诊疗信息。

2. 全神贯注,做出反应　要求护士要全身心投入到交谈过程中,在倾听过程中,护士可有意识地进行深呼吸,使自己保持头脑清醒,提高倾听的效果。患者讲到关键内容时,护士可重复一遍,表明已经听清楚其所讲的内容。当患者讲到某些事情对自己有所启迪时,可用语言或身体语言反馈自己的情感,做出情感反应。

3. 营造合适的倾听环境　尽可能排除外界环境的干扰,营造良好的交谈氛围。因此应保持病房安静,可选择病房内探视人员较少,患者相对较舒适的时候进行。交谈时护士要面向患者,与患者保持恰当的距离,太近会使患者产生心理上的不适感,太远又听不清楚,都会影响谈话的效果。

(二)提问技巧

提问是收集信息(如护理评估)和核对信息的重要方式,有效的提问能使护士获得患者全面、准确的资料。提问的方式可以分为开放式提问和封闭式提问。

1. 开放式提问　所问的问题答案多样、没有范围限制,能让患者无约束、不受限制地根据自己的观点、意见、建议和感受自由回答,如"你现在感觉怎么样?"这种提问方式涉及的范围广,思路开阔,护士可以深入地了解患者的想法、情感和行为,多用于刚开始接触患者以及患者情绪紧张和拘束的时候。但在提问时注意要围绕主题展开提问,不要过多地引导,且不可随便提问。开放式提问的优点是可以获得更全面、更真实的资料。不足之处是需要的时间较长,需要护士和患者都有充足的时间,且做好充分准备的情况下进行。对护士的要求较高,当患者回答问题偏离主题时,要能够及时引导患者的话题重新回到谈话主题上来。

2. 封闭式提问　是将问题限定在特定范围内,患者回答问题的选择性很小,一般可以通过回答"是""否"或简短、唯一的答案,如"你吃药了吗?"封闭式提问的优点是护士可以通过这种提问在短时间内获得所需要的信息,如患者的年龄、职业、文化程度、婚姻状况、家庭住址、过敏史、手术史等。缺点是限制了患者的交谈需求,不利于深入的交流。致使患者不能表达自己的想法,也不能释放自己的情感,护士也难以获得提问范围以外的信息。

护士在日常沟通过程中,应根据需要选择合适的提问方式,以确保高效、准确地获得患者的健康资料。

(三)阐释

阐释是阐述并解释的意思。患者对疾病的诊断、治疗和护理、病情的严重程度、疾病的预后、治疗和护理过程中的注意事项等,常常有很多问题或疑虑。因此,在护理工作中,护士需解答患者的各种疑问,以消除其不必要的顾虑和误解。在进行护理操作时,需向患者阐述并解释该项护理操作的目的及注意事项,还要针对患者的问题提出建议和指导。为了更好地给患者阐释清楚,我们应做到:

1. 全面了解　护士应尽可能全面地了解患者的健康信息,并正确理解患者发出的全部信息和情感,在此基础上才能为患者阐释清楚。

2. 具体明确　护士应尽量为患者提供其感兴趣的、急需明确的信息,并将需要解释的内容用简明扼要、通俗易懂的语言阐释给对方,使对方容易理解和接受。

3. 表达委婉　在阐释观点和看法时,应用委婉的口气向患者表明观点和看法,不强迫其接受或拒绝,可用以下语言征询患者的反应:"我这样说您能理解吗?""我说明白了吗?"

(四)核实

核实是一种反馈机制,既可以让患者知道自己的谈话被听取、重视,又可以让护士对一些有疑点的资料重新调查、确认,补充新资料,以保证所收集到的资料的真实、准确、完整。核实的具体方法有:

1. 复述　护士在收集患者的信息过程中,为证实自己的理解是否正确,可将患者的话语进行复述,如患者说:"我现在肚子很痛,还恶心……"护士可以复述:"您刚才说现在肚子很痛,还恶心,是吗?"

2. 澄清　澄清的意思是搞清楚,弄明白。在护患沟通过程中,对患者陈述的一些模棱两可、含糊不清,不完整或不明确的信息,护士可通过澄清来使信息更具体、更明确。如当患者说:"我今天早上从楼梯上摔下来,所以受伤了。"护士则需要通过澄清来弄明白患者是从多高的楼梯上掉下来的,是直接摔下来还是滚下来的,从而获取明确的诊疗信息。

（五）赞美鼓励

在护患沟通中,适时的赞美和鼓励对患者来说像一股暖流,是一种心里支持,能调动患者的积极性,增强患者战胜疾病的信心。当患者积极配合治疗护理并取得一定成效时,护士应给予赞美和鼓励,让患者获得信心,比如说"您坚持得很好,继续配合治疗,会促进您康复的!"

（六）态势语言

你知道吗? 在日常交流中,除了语言表达之外,还有另外一种语言——态势语言。人们往往重视口头语言表达的作用,而忽视态势语言在交谈中的重要性。美国著名心理学家、传播学家史伯特·梅拉比安所做的研究结果表明,精妙地表达一个信息应该是7%的语言加38%的声音加55%的表情和动作。由此可见,日常沟通过程中,语气、语调以及伴随的身体动作等在信息传递交流中起着非常重要的作用。

1. 目光　眼睛是心灵的窗户,能映射出人内心的感受,那你能否借助眼睛来表达自己呢? 不同的场合,不同的地点,不同的对象,眼神的运用是不相同的。

在临床工作中,眼睛所起的作用不可低估,不同的眼光传递着不同的信息。如护士与患儿接触时蹲下来与患儿目光平视,可以有效地帮助患儿消除恐惧,与护士有亲近感。但应尽量避免使用虚视、斜视、眯视等目光。

2. 微笑　微笑是一种最常见、最自然、最容易为对方接受的一种面部表情,它不分国界,世界通用。在护患沟通中,微笑是最佳润滑剂,护士合理使用微笑,既可以树立良好的形象,也可以缓解患者的紧张、疑虑心理,使患者感受到尊重、理解、温馨和友爱。真挚的微笑,配合语言表达,能传递欢迎、轻松、愉快、友好的信息。切忌在病房内放肆大笑、讥笑患者的缺陷、面对患者医学知识缺乏不屑一顾的笑。这给患者传达的是厌恶、敌视、冷漠,严重者会造成医疗纠纷。

3. 首语　首语是一种靠头部的活动来表达信息的非语言沟通方式,是人们经常使用的一个动作姿势,能简洁明快地表达人们的意图和反应。首语包括点头、摇头、仰头、低头等。使用时,应该把握时机、力度和幅度,让对方能看懂、看明白。

（1）点头:可以表示肯定、认同、承认、赞成,也有理解、事先约定的特定的信号等。护士在做健康指导时,看到患者点头,表示他明白你表达的意思,接受你的建议和指导。

（2）摇头:一般表示拒绝和否定的意思,另外也可表示不行、不可以、沉思。在护理工作中,多使用于特定的背景和条件下。如患者术后精神不佳,护士在询问病情时,患者往往会使用摇头来表示自己的感受。

（3）仰头:有思考和犹豫的意思。如在门诊患者需要住院,护士征询意见时,患者往往会仰起头,思考后才会给出答案。

（4）低头：表示沉思、羞愧、认错,被指责、被批评时也常会不由自主地低头。在采集患者病情信息时,如涉及隐私,患者会低头沉思,考虑是否要说出实话。这时护士应加以引导,鼓励其实话实说,这样才能收集到完整的病情资料。

4. 触摸　是指人与人之间通过皮肤接触来表达情感和传递信息的一种非语言沟通形式。友善的触摸不仅能使个体心情愉悦,还能传递各种信息,如护士搀扶行走不便的患者,可以传递关爱和支持。但在实际应用时,由于人们受沟通背景等因素的影响,对触摸的理解、适应、反应的程度是有差异的。因此,要考虑性别、年龄、社会文化背景、关系的亲疏、情境及触摸的形式等因素的影响,否则会适得其反。

5. 其他　在态势语言的应用过程中,护士除了借助目光、微笑、首语、触摸等来表达自己以外,还可以保持良好的姿态,给患者及家属一种纯洁、俊美、大方、信任之感。

（七）其他言谈技巧

1. 学会幽默　医院是个比较严肃的地方,而疾病容易造成患者紧张、焦虑甚至恐惧等不良情绪。在护患沟通中适当地运用幽默,可以缓解患者的不良情绪、愉悦患者的身心、增加患者沟通的欲望,又能有效表达自己的意图,取得事半功倍的效果。

2. 巧避尴尬　在护理工作中,通常会遇到一些比较尴尬的情况,护士可以采用善意曲解患者的话语来把握全局,转移话题或者找借口来缓解僵持的局面,巧用医学知识来化解尴尬的境地,如护士交班,在查看腹部术后患者的切口情况时,患者突然放屁了,这时,护士可以坦然地告知患者："术后排气,这是好现象。"

3. 适当沉默　沉默既可以表达接受、关注,也可以委婉的表达否认、拒绝。在护患沟通中,护士适当的沉默可以表达尊重和同感,也可以给护患双方创造思考、梳理、调整思绪的机会,免去不必要的麻烦,化解有可能出现的纠纷和冲突事件。但需注意沉默的时机和沉默的时间长短,同时配合眼神、点头等动作,以鼓励患者整理思绪,继续倾诉。如护士在患者情绪激动时沉默,会让患者觉得护士是在认真倾听,在体会他的心情。当患者说到一半突然停下来时,护士可以说："还有呢?"然后沉默一小会儿,等待患者梳理思路。

 礼仪小故事

有位妈妈声带上长了结节,遵医嘱她必须禁声,即不能说话。回到家里,儿子放学进门就嚷："今天我太生气了!"

因为不能说话,所以妈妈保持了沉默。儿子趴在母亲的膝盖上,伤心地说："妈妈,今天写一篇作文,我把一个常见字写错了,受到了批评,让我很没面子!"

妈妈依然没有说话,只是搂着伤心的儿子。儿子沉默了几分钟,从妈妈怀中站了起来,平静地说："我要去公园了,同学们还等着我呢。谢谢您听我说这些事。"

由于禁声这个特殊原因,这位母亲体会到了"沉默"在沟通中的重要意义。

三、护士言谈的禁忌

在护患沟通过程中，不当的言谈不仅会影响收集的健康资料的准确性和真实性，还可能影响或破坏护患关系，因此，护士应注意言谈过程中的禁忌。

（一）涉及隐私的话题

每个人都有不愿被别人知道的、忌讳的隐私，揭人隐私是人际交往中的禁忌。遇到别人不得体的询问，我们也会很自然地产生厌烦心理。因此，护士在与患者沟通过程中，如涉及患者的隐私问题，应站在专业的角度，确实与病情相关的，应在做好保密工作的前提下询问。但与病情无关的隐私，尤其是患者不愿意提起的逝去的家人，或者患者不愿意提起的工作上的关系等应避免涉及。

（二）用语禁忌

1. 过多使用专业术语　过多地使用专业术语会使患者理解困难，导致沟通障碍，如护士在问患者："你有膀胱刺激征吗？"患者就会难以理解，不明白护士在说什么，很可能导致护患沟通障碍。

2. 说话含糊其辞　在护患沟通中，如果护士把话说得模棱两可，不清楚，不明确，不仅会影响信息的准确性，增加患者的心理负担，还会影响护士的形象。如患者对是否接受某项治疗措施有疑虑而询问护士的意见时，护士回答："可以做，也可以不做，你自己看着办吧！"这是不负责任的回答，会导致患者心理疑虑更多，不利于护患沟通。

3. 虚假不当的保证　当患者表现出对病情、治疗或护理害怕或焦虑时，护士为了缓解患者的焦虑情绪，给患者绝对的保证，或随意夸大治疗效果。如手术前患者咨询手术危险性的时候，护士如果回答："别担心，一定能成功的！"这样的回答不仅不会让患者安心，还可能会让患者觉得护士言语空洞，敷衍塞责，夸大其词，甚至可能引发不必要的医疗纠纷。如果这样告知患者："无论手术大小都是有风险的，但我们做过很多例这种手术了，积累了丰富的经验，对术中可能发生的危险都有预估和应对措施，请您放心。"可能在让患者信服的同时，也为自己留有余地，避免不必要的医疗纠纷。

4. 不文明用语　在临床护理工作中，护士可能因为种种原因，导致个人情绪波动，或者因未掌握言谈礼仪的方法，无意中使用了失礼的语言，这些会伤害患者的自尊，造成护患关系紧张，甚至引发医患纠纷，如疾病恶化、不配合治疗、医疗冲突等不良后果，因此护士应切忌使用不文明语言。

（三）语气、语调不当

语气语调是语言表达过程中的情绪表现，护士在与患者沟通时，要注意说话的语气语调，切忌用命令式、训斥式的语气和冷漠生硬的语调，让患者产生抵触情绪，甚至反感护士的行为，不配合护士的工作。

（四）随意打断

随意打断对方的谈话，会被认为是没有教养的表现。在护患沟通中，随意打断患者的叙述,可能造成患者不愿意继续沟通,导致收集到的资料不够全面和真实,影响护理评估或护理目标的达成。

(五)态度不恰当

护士切忌用高人一等、满不在乎、漫不经心的态度与患者交谈。不讲真话,不守诺言等行为,也会破坏护患间的信任关系,影响护患沟通的效果。

四、医院常见工作场景的言谈礼仪

言谈是护患沟通的重要组成部分,护士通过言谈采集病史、收集资料、核对信息,进行心理护理、健康教育等,可以说言谈贯穿护理工作的始终,言谈礼仪体现在护理工作的方方面面。

(一)交接班

为保证护理工作的连续性,提高服务质量和促进患者的康复,护士在上下班之前都要进行交接班。交接班时要注意言谈礼仪。

1. 集体交接班　晨会交接班作为临床护理工作中的一个重要环节,对保证临床护理工作质量起着举足轻重的作用。夜班护士报告本病区的患者总数、出入院、重点及特殊患者等整体情况时应全面、重点突出、简明扼要,声音洪亮、口齿清楚、语速适宜,严格掌握交班时间。接班护士应认真听取交班内容,不清楚时应及时提问或提出质疑。如某医院消化内科护士交班时应大声报告:"某年某月某日大夜班交班,原有患者 × 人,入院 × 人,出院 × 人,现有 × 人。× 床,×××,因消化性溃疡出血入院……。"

2. 床头交接班　交班护士对患者的问候要热情,且告知患者现在进行交班,使患者感到亲切和被尊重,然后介绍患者的详细情况,尤其是新入院和病情严重的患者。在介绍过程中,用陈述的语气,并且注意保护患者的隐私,巧用言谈技巧,避免尴尬和难堪。如护士来到患者床旁,先问候患者:"张阿姨,你昨晚休息得好吗?"得到患者回应后,告知患者,现在是交班,然后向接班护士陈述患者的病情:"张某,昨日下午行乳房纤维瘤切除术……"

(二)迎送患者

迎送患者也是护理工作的一部分,在迎送患者的过程中,良好的言谈举止能帮助护患双方建立良好的护患关系。

1. 迎接患者　迎接患者需主动热情,称呼应体现出对患者的尊重,做好自我介绍及病区介绍,缓解患者的焦虑情绪和对医院的陌生感。如"奶奶(女士、先生、老师),您好,我是护士李晓仪,请问您有什么需要帮助的吗?""我现在带您去病房休息,这里是医生办公室,这里是开水间……"运用指导性语言,指导患者常规标本的留取方法及注意事项。如"张奶奶,这个杯子是用于接取小便来化验的,您早上起床后第一次排尿的时候,将前段尿液排入便池中,然后用杯子接取中段尿液放在 ××× 就可以了。"

2. 送别患者　送别患者时,应使用鼓励性语言,鼓励患者出院后继续坚持康复训练,对髋关节脱位行复位术后的患者,护士可以说:"张阿姨,祝贺您可以出院了,希望您回家后继续坚持功能锻炼,使关节功能恢复得更好。"指导性语言,指导患者出院后的用药及其他注意事项,如对高血压患者,护士可以说:"张阿姨,您回家后需要坚持服药,切不可自行停药或者增减剂量。"同时进行心理疏导,解除患者的心理顾虑,如对慢性阻塞性肺疾病急性发作的患者,出院时可以说:"您放心,回家后坚持家庭氧疗和呼吸功能锻炼,避免吸烟、受凉等,您急性发作的概率会降低很多。"避免使用"再见"等送别语。

(三)护理评估

交谈是护理评估的方法之一,高超的谈话技巧能收集到全面、准确的健康资料,为护理工作提供依据。

1. 开场的技巧　万事开头难,如果护士在交谈之初能建立温馨和谐的谈话氛围,会使患者毫无保留地表述自己的健康信息,坦率地传达自己的思想及情感。因此,护士在交谈之前,应礼貌地称呼患者,并介绍自己和本次交谈的目的、需要的时间,并告知患者在交谈过程中如有疑问或不适要随时提出。开场的方式可以使用问候式,如"您今天感觉怎么样?"可以使用关心式,如"您想起床活动一下吗?我来扶您走一走吧。"也可以使用夸赞式,如"您今天的气色看起来真不错!"

2. 交谈中　在交谈中应紧扣主题,运用恰当的提问技巧、阐释技巧引导患者围绕主题诉说自己的感受。还要做到思路清晰,过渡流畅,在评估内容转换时,要合理使用过渡语言,如"刚才了解了您现在的情况,您以前的情况怎么样呢?我们也需要了解一下。"如果缺乏过渡性语言,常常使患者难以适应,可能导致患者因出现疑虑而有所隐瞒。

3. 结束技巧　结束交谈也是一种艺术,巧妙适宜的结尾能给人留下美好的回忆。护士在交谈时,应选在患者的话题告一段落时结束谈话,不可在患者讨论某一问题时突然结束,更不可无缘无故地中断谈话,离开患者。

结束谈话的方式可用道谢式,如"感谢您的配合!"也可以使用征询意见式,如"您还有什么需要和建议吗?"有时为了确保收集到的信息的真实性和全面性,可以把谈话的内容言简意赅、重点突出地重复一遍,也可根据患者的情况交代需要特别注意的问题,既能顺利结束交谈,也能体现护士的职业素养。

(四)实施护理

实施护理是护理工作的重要内容,在实施护理的过程中要做好沟通,确保护理措施的顺利落实。

1. 核对解释要清楚明确　实施护理措施前应做好核对和解释工作,核对时要使用礼貌的称呼和柔和的语气语调,让患者感受到被尊重和重视。解释要用患者能理解的语言表达,以解除患者的疑虑和取得患者的配合。如"李爷爷,我现在为您安置胃管,就是从您的鼻腔插一根管子到胃内,为您灌注食物、药物和水分的。"

2. 指导要适时、准确　在实施护理的过程中,很多地方需要患者的配合,作为专业人员,应适时的指导患者配合的方法,并不时运用安慰性、鼓励性语言,以降低患者的痛苦。如在插入胃管的过程中,当插入胃管10~15厘米时,指导患者"请往下咽,很好,请继续。"

 知识拓展

特殊情况下的护患沟通技巧

1. 愤怒的患者 应用倾听技巧了解患者的感受及愤怒的原因,对患者遇到的困难或问题及时作出理解性的反应,减轻患者的愤怒情绪,使患者的身心恢复平静。

2. 要求过高的患者 护士应多与患者沟通,耐心倾听患者的抱怨,对患者的合理要求及时给予满足。对一些不太合理的要求,如果没有特殊的原因,护士在对患者表示理解的同时进行一定的限制。

3. 不合作的患者 护士应主动与患者沟通,了解患者不合作的原因,使患者更好地面对现实,积极地配合治疗与护理。

4. 悲伤的患者 护士应表示理解、关心及支持患者,鼓励其及时表达自己的悲伤,同时尽可能地陪伴患者,使患者顺利平复悲伤的心情,恢复平静。

5. 抑郁的患者 护士应尽量表示体贴及关怀,以亲切、和蔼的态度,简短地向患者提问。及时对患者的需要做出回应,使患者感受到护士的关心和重视。

6. 感知觉障碍的患者 听力障碍的患者,护士主要应用态势语言来与其沟通。视力障碍的患者,接近或离开患者时要及时用语言告知,特别注意语言表达的准确性、语气语调要柔和,同时根据患者的情况触摸患者,让患者感受到护士的关心,不要使用患者不能感知的态势语言沟通。

【任务实施】

1. 请同学自由组合,4~6人一组,认真查看情景案例,讨论分析是什么引起了患者沟通前后态度的变化?

2. 你觉得李晓仪在言谈过程中值得学习的地方有哪些? 请说明原因;

3. 你觉得李晓仪在言谈过程中有哪些不恰当的地方,说明原因,并提出改进方案;

4. 请两组同学以角色扮演的方式展示学习成果;

5. 请老师和其他同学评价学习效果。

【任务评价】

表 3-2　学习评价表

评价项目	评价内容	自评	互评	教师点评
礼仪知识	能够准确说出护士言谈的原则、技巧和禁忌； 能够说出护士在常见工作场景交谈时的关键技巧			
礼仪技能	能够正确判断案例中人物言谈过程是否恰当； 能够对不恰当的言谈提出正确合理的改进措施； 能够有意识地培养自己的言谈技巧； 能将言谈技巧运用到日常工作中，团队合作融洽			
礼仪态度	注重言谈礼仪习惯的养成； 善于沟通，在学习过程中处处体现出较强的礼仪素养			
综合评价				
努力方向				

【任务拓展】

〖**基础**〗 请认真查看以下案例，分析护士小李在与患者的交谈中运用了哪些技巧。

张奶奶，因受伤后不能下床活动，不习惯床上排尿而导致尿潴留，采用了各种方法均不能排出尿液，遂为其实施导尿术。护士小李来到病房，亲切的喊："张奶奶，中午休息得好吗？"

张奶奶："想小便又尿不出来，我很着急，也睡不着。我儿子在这里，但我不好意思跟他说。"

护士小李认真听张奶奶说完后，说："奶奶，您别担心，我来帮您。现在为您导尿，就是将一根软管从尿道插入到膀胱，帮助您排出尿液的，您能配合我一下吗？"

张奶奶："好的，那就谢谢你了！"

小李："奶奶，病房的温度我调好了，床旁的围帘也拉起来了，您不会感到冷的，也不用担心被别人看到，现在请您脱下左侧的裤腿，双腿分开。"

"我现在开始消毒了，有点凉，您忍耐一下。"

"奶奶，请您深呼吸，放轻松，我现在开始插尿管了，我会尽量轻点的。""奶奶，已经开始放尿了，您感觉怎么样？ 如果有任何不舒服请及时告知我。"

张奶奶："现在感觉舒服多了，谢谢你！"

小李："不客气，奶奶，我现在拔出尿管，您一会儿如果想上厕所了就及时叫我，千万别憋着。您还有什么需要吗？您好好休息，我一会儿再来看您。"

〖提高〗 为李晓仪设计一个护理评估的言谈方案。

〖挑战〗 邀请一名同学模拟新入院患者，为其进行护理评估。

李晓仪日记

　　在学会为自己塑造良好的职业形象之后，我又迎来了新的挑战——在实习过程中，如何与各种各样的患者交流？怎样与带教老师和医院的其他工作人员沟通？现在的我，迫不及待地想要学习与进步。

　　在带教老师的悉心指导下，我不仅学会了执行医嘱，完成一些简单的护理操作和生活护理，而且还懂得了护士言谈礼仪的重要性。

　　我认真向每一位带教老师学习，记录他们交谈的技巧。刚开始接触患者的时候，由于生疏与紧张，我声音微弱、结结巴巴。在老师的鼓励和患者的宽容中，我不断地学习和掌握言谈礼仪的知识，通过反复观察和实践积累经验，通过改正和总结不断取长补短，现在，我已经能够游刃有余地与别人交谈了。

　　从患者进入病房的那一刻开始，我就报以微笑，礼貌问候，并亲切地做自我介绍、环境介绍。在护理工作中，我熟练大方地询问患者的病情、回答患者提出的问题，独立为患者和家属讲解作息制度及注意事项。受到了患者、患者家属和带教老师的表扬和肯定。

　　在学习言谈礼仪的过程中，我深刻理解了"言谈贯穿护理工作的始终"。一句温暖的话语，一个自然、亲切的表情，可让患者对我们产生信任，促使患者讲出心里话，帮助我们发现患者潜在的心理问题，使患者及时得到安慰、理解、帮助和鼓励，积极配合各项治疗与护理，以便早日康复。我愿意为此继续学习和进步。

（刘小蓉）

项目四 | 护士交往礼仪

项目四 数字内容

学习目标

1. 具有适应社会、适应工作岗位的能力,在工作中不断提升职业素养;
2. 掌握在实际生活中常用的交往礼仪;
3. 熟悉护士工作场所的礼仪规范;
4. 了解护士院内交往礼仪知识;
5. 学会护士基本交往礼仪。

【项目说明】

本项目学习的重点是护士交往礼仪的相关内容及具体要求,学习难点是护理工作中交往礼仪的运用。学习过程中应深入了解基本交往礼仪,不断提高护士职业素养,在工作中能够根据不同工作场景运用恰当、合适的交往礼仪,以便更好地为患者服务。

交往礼仪是人际交往过程中应具备的基本素质。在与人交往中要关注交往对象,与不同的人交往,所应遵守的礼仪规范是不一样的。护士交往礼仪中,护士与患者、护士与患者家属及探视人员、护士与医生、护士与护士、护士与医辅人员、护士与实习护生等不同交往对象的相处中,因人而异地采用不同的交往礼仪策略,可以帮助护士开展更有效的沟通与交流。

良好的交往礼仪与顺畅的沟通,能够营造和谐的环境、促使人与人之间互相尊重、团结协作、关心友爱,有利于提高人的基本素质、增强群体凝聚力,同时也是做好护理工作的重要条件,更是每一名护士都要重视和学习的重要课题。护士为患者提供健康服务时注重社交礼仪,有助于护士顺利地开展各项护理服务。

同学们,我们一起开始学习交往礼仪知识吧!

【项目导航】

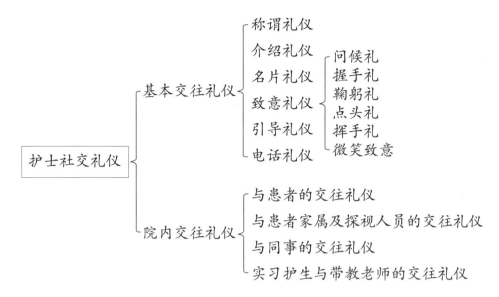

任务一　护士基本交往礼仪

【情景呈现】

情景一

李晓仪到某医院实习之前,先找学姐了解了实习的注意事项。第一天上班,她穿戴整洁,提前 15 分钟到岗,见到科室的工作人员,不管是医生、护士还是护工,她都礼貌地问好。在带教老师的带领下进入病房后,她主动微笑着与患者打招呼,非常认真地做着带教老师安排的每一件事。见到需要帮助的患者,李晓仪总是主动上前帮忙。第二天晨会上,护士长特意表扬了她。

情景二

患者小王,男,39 岁,患"风湿"入院治疗。实习生李晓仪在探视时间与其交谈,双方的谈话内容一直围绕着患者的病情康复情况展开,小王积极配合李晓仪的问询。当李晓仪跟小王确认是否患有乙肝时,同病房的患者都看向了小王,小王也变得犹豫不决,并放低了声音回答说:"没有。"李晓仪随即查看了手中的化验单,确定其确实患有乙肝,对小王否认事实的行为很不理解。接下来,小王不再积极配合。

【情景分析】

请同学们认真分析以上情景,情景一中李晓仪的哪些行为值得我们学习?李晓仪应当如何避免情景二中的尴尬?

在护理工作中,难免要与各种各样的人打交道,面对不同的交往对象,熟练运用交往礼仪,对护理工作的开展有着非常重要的作用,良好的护患沟通有助于取得患者的信任与配合,顺利完成治疗工作,提高患者的治疗效果。

同学们，你想掌握护士交往礼仪的基本技能吗？赶紧从今天开始学习交往礼仪知识吧！

【任务准备】

物品准备

准备《护理礼仪》教材、水笔、护士服、名片、电话等物品。

知识准备

"不知礼，无以立"（《论语·尧曰》）。礼仪是人与人之间交往的桥梁和纽带，更是建立良好人际关系的基础。在护理工作中应用礼仪规范是提高护理工作质量的保障。

护士是医院必不可少的重要力量，护士与其他同事之间应互相尊重人格和自尊心，互相爱护、互相帮助，维护同行的威信。在工作中既分工明确又协调一致，本着"患者第一"的原则，主动团结协作，密切配合。在护理患者过程中，一个关切的问候语、一个热心的帮助，都可以拉近护患之间的感情，使护患交往有一个良好的开端。护士基本交往礼仪包括称谓礼仪、介绍礼仪、名片礼仪、致意礼仪、引导礼仪和电话礼仪。

一、称 谓 礼 仪

称谓是指人们在日常交往中彼此之间所用的称呼语。自古以来，人们对称呼都有严格的要求。在日常生活和工作中，选择正确、恰当的称谓，可以使双方交往顺畅、感情融洽。

（一）称谓礼仪的原则

1. 文明礼貌　在日常人际交往中，每个人都有自尊心，并希望得到他人的尊敬与认可。使用尊称，既可以表达对他人的尊重，同时也表现出个人良好的社会交往素养。例如在称呼中使用"您"比用"你"更显尊重。

2. 尊崇得体　中国自古就有"敬老爱幼"的优良传统，尊崇得体一直是人们交往中应当遵守的原则。对于长辈，可称其"爷爷""奶奶""伯伯""叔叔""阿姨"等；对年龄相近者，称对方为"姐姐""哥哥"等。

3. 选择适当　根据交往场合、交往关系等选择适当的称谓。例如：对工人、司机称其"师傅"，对教师、医生、领导称其职业或职务，如"刘老师""王医生""张部长""李校长"等。有多重关系者在正式场合选择公众称谓如"经理""主任"，私下场合可选择显示关系亲密的称呼。

（二）称谓的种类

常用的称谓包括通用称谓、职业称谓、职务称谓、姓氏称谓、亲属称谓、零称谓。

1. 通用称谓　国际上对于称谓不受年龄的限制，通常称成年男子为先生；称成年女性为女士。

2. 职业称谓　为了表示对对方职业的尊重，通常以姓氏后加职业来称呼。例如："刘工程师""宋教授"等。

3. 职务称谓　对有明确职务者，以姓氏后加职务作称谓，表示对人的尊重和爱戴。例如"夏校长""赵局长""李主任"等，这样的称谓既有区分的作用，又有表达礼貌亲切的作用。

4. 姓氏称谓　用姓氏称呼对方为姓氏称谓。遇到比自己年龄大的人时，常在其姓前加"老"称之，如"老陈"；遇到比自己年龄小的人，则在其姓前加"小"称之，如"小王"；遇到德高望重的人，可在其姓后加"老"称之，例如："王老"。

5. 亲属称谓　在非亲属交往中，为表达拉近与对方的关系，可用亲属的称谓称呼，例如"刘奶奶""王姐"等。

6. 零称谓　在交往中为体现对他人的尊重，可用"您""贵""令"等称谓对方。在称谓自己和家人时，常用谦称，例如向对方称自己为"鄙人"、称自己的长辈为"家父""家母"。称谓自己辈分较低的家人，常冠以"舍""犬""小"等。

（三）称谓礼仪的禁忌

使用称谓时，要避免以下几种错误。

1. 无称谓　不称呼对方，直接开始交谈，例如护士进入病房后，直接对病房内的几位患者说"开始查房了"。

2. 易错称谓　中国文化博大精深，很多汉字都是多音字。在称呼别人姓氏时，不要念错读音。例如"解（jiě）"作姓时应念"解（xiè）""单（dān）念"单（shàn）""仇（chóu）"念"仇（qiú）"等，还有"东方""上官""欧阳"等复姓也不要念错。

3. 失礼的称谓　在护理工作中，运用编号、特征、昵称或蔑称等称呼患者，例如，"3床的""那个戴眼镜的"等，这样的称呼很失礼，非常不尊重患者，不仅影响护患关系，还可影响患者的心情和治疗效果。

4. 易产生误会的称谓　各地都有一些具地方特色的称谓，如中国人称"爱人"，外国人则将"爱人"理解为"第三者"。山东人习惯称人为"伙计"，在外地这样的称谓可能引发对方的不满。

二、介 绍 礼 仪

介绍是人际交往中与他人进行沟通、增进了解、建立联系的一种最基本、最常规的方式。在生活和工作中，学会各种介绍方式，有利于建立融洽的人际关系。

（一）介绍的基本要求

1. 介绍的时机　介绍要在恰当的时机进行，自我介绍最好选择在对方有兴趣，干扰少的情况下进行。介绍他人须征询被介绍双方同意后方可进行。

2. 介绍顺序　在介绍过程中，应遵循"尊者有优先知情权"的原则介绍双方，介绍顺序为：

（1）向年长者介绍年轻者：例如"王阿姨您好，这是我的同事王丽。"

（2）向身份高者介绍身份低者：例如"王护士长您好，这位是新来的实习生李晓仪。"

（3）向女士介绍男士：例如"李女士您好，请允许我向您介绍，这位是张涛先生。"

（4）向主人介绍客人：例如"王伯伯您好，这是我的同学李萍。""李萍，这是王伯伯。"

（5）其他介绍顺序：先介绍晚到者，后介绍早到者；先介绍家人，再介绍同事；先介绍个人，再介绍集体。当介绍双方身份相同时，可不分先后自由介绍。

3. 介绍手姿　介绍时的手势应采用指引手姿。介绍自己时，可将右手放在胸口处，不可用单根手指指向自己。介绍他人时，应五指并拢，掌心向上，手掌略微弯曲，四指指尖朝向被介绍方，切忌用单根手指指向被介绍人。

4. 介绍内容　介绍的语言要简洁，介绍双方彼此认识即可。在较正式的场合要将双方的姓名、职务、职称、单位等作较详细的介绍。如："刘院长您好，这位是李 ×，×× 医科大学毕业，现在在 ×× 医院工作。""李 ×，这是你仰慕已久的 ×× 医院的刘院长。"

（二）介绍的方式

人们相互介绍、认识的方式有很多种，常用的介绍方式主要有自我介绍、他人介绍、集体介绍。

1. 自我介绍　自我介绍是人们相互认识的常用方式之一。常用的自我介绍的形式有：

（1）应酬式：适用于公共场所或一般社交场合。这种介绍最为简洁，如："您好，我叫李晓仪。"

（2）工作式：适用于工作场合。介绍内容包括本人姓名、工作单位、担任的职务或从事的具体工作。例如"您好，我叫王 ×，是市医院外科护士长。""王阿姨您好，我是您的责任护士李晓仪，您叫我小李就可以了。"

（3）交流式：适用于各种社交活动，希望与交往对象进一步交流与沟通时。它包括：姓名、单位、兴趣、爱好等个人信息。如："您好，我叫李晓仪，就读于 ×× 护理学校，在市医院实习，我和您的妹妹是同学。"

（4）礼仪式：适用于讲座、报告、演出、庆典、仪式等一些正规而隆重的场合。包括姓名、单位、职务等，是一种比较正式的自我介绍。如："各位同学大家好！我是护理教研室的主任王 ×，我代表护理教研室的全体老师对新同学的到来表示热烈欢迎！"

（5）问答式：适用于面试和公务交往场合。针对对方提出的问题进行回答。如："各位评委老师大家好，我是今天参加面试的五号考生。"应试时，如流程中要求自我介绍时不可介绍姓名等个人详细信息，不可私自违反进行介绍，否则属于作弊。

2. 他人介绍　他人介绍是为彼此不相识的双方引见、介绍的一种介绍方式。常用方式有：

（1）标准式：适用于正式场合。介绍内容以双方的姓名、单位、职务为主。例如："刘校长，这位是 ×× 医院的王主任。王主任，这位是 ×× 大学的刘校长。"

（2）礼仪式：适用于正式场合，是一种比较正规的介绍方式。介绍内容同标准式介绍内容,但在表达上更为礼貌、谦恭。例如:"张局长,您好,请允许我把市第一人民医院的刘院长介绍给您。""刘院长,这位就是教育局的张局长。"

（3）强调式:适用于各种社交场合。除了常规介绍内容,往往还会刻意强调被介绍者与介绍人的特殊关系,以便引起对方的重视。例如"章老师,这位是我的外甥王 ×,在您的学校读书,请您严格要求。""张护士您好,这位是我妹妹李 ×。"

（4）简介式:适用于一般的社交场合。内容只有双方姓名,甚至只提及双方姓氏,然后由双方自行介绍或交流。例如:"这位是小王,这位是老李,你们认识一下吧。"

（5）推荐式:介绍者根据目的,有意将一方举荐给另一方。因此,介绍者通常会对被举荐者的优点加以重点介绍。例如:"刘院长,您好,这是我校应届毕业生李晓仪,在全国护理技能比赛中获得第二名,现在想到咱们医院实习,是一名很优秀的学生。"

3. 集体介绍　集体介绍是他人介绍的一种特殊形式,被介绍者双方人数较多,大体可分两种情况:一是为一人和多人作介绍;二是为多人和多人作介绍。集体介绍的顺序可参照他人介绍的顺序,也可视情况而定。

（1）为一人和多人作介绍:当被介绍者一方为一人而另一方为多人时,应先介绍人数较少的一方;被介绍双方地位、身份大致相同时,虽人数较少或仅一人,也应将其放在尊贵的位置;在演讲、报告、会议时,往往只需要将主角介绍给参加者。

（2）为多人和多人作介绍:若被介绍的不止两方,需要按约定成俗的位次排列方式进行介绍。排列的方法为:先向身份尊贵的一方介绍;先向单位规模大的一方介绍;先向先抵达的一方介绍;先向主座的一方介绍;先向距离介绍者较近的一方介绍。

三、名 片 礼 仪

名片是在社交礼仪中常用的一种卡片,卡片上涵盖个人身份信息,便于双方进一步的交往和联系。正确使用名片,可以展现个人的礼仪素养。

（一）递接名片的顺序
一般来说,递接名片是在与人刚刚认识、自我介绍或他人介绍后出示。遵循"尊者为先"的原则,身份低者先递送名片,如晚辈主动递给长辈;男士主动递给女士;主人主动递给客人。如果人数较多时,可以按照职位由高到低的顺序给对方递送名片:如果对方人多又不知职位顺序时,可按顺时针方向或者由近及远的顺序递接名片。

（二）名片礼仪要求
1. 递送名片礼仪　递送名片时,应使名片正面朝上,名片上的字朝向对方,起身、双手握住名片上方两角,目光正视对方,上身略前倾,郑重递送给对方。同时目光看向正下方,并附"请多关照""这是我的名片"等寒暄语。交换名片的顺序为:职位低的、年轻的、被介绍方先递名片,再由职位高的、年长的、后介绍方回赠。递送名片时名片应置于肩下和腰上之间的区域,不可高于胸部。不可用单手递送或用手指提夹名片给他人,以免失礼、缺少尊重。

2. 接受名片礼仪 当对方表示要递名片给自己或交换名片时,应起身微笑站立,目视对方,上身略向前倾,双手恭敬地接过名片后,默读一遍名片上的内容,同时口头致谢,可以说"久仰""认识您很高兴",然后放入名片夹。接过名片后不可随便丢于桌上、放进口袋,或拿在手中把玩、折叠,以显失礼。

接受对方名片后,应先收好再递送自己的名片,不要同时进行,有失礼仪。

3. 索要名片礼仪 可用相互交换名片的方式向对方索要名片,也可用询问的方式。例如"方便交换名片吗""今后如何向您请教"等,尽量不要强行索要他人名片。当自己没有带名片而又遇到他人索取名片时,应委婉地表达,可以说:"真对不起,我的名片用完了。"

四、致意礼仪

人际交往中向交往对象行礼致意,可以表示自己对对方的尊重。行礼是向他人表达问候、尊重、敬意的一种礼仪形式,是在人际交往中最常使用的一种礼节,在人际交往中的作用不容忽视。礼貌地致意,给人一种友好、和善的感觉,同时也体现一个人的修养和素质。相反,则会被认为是傲慢、无礼、没有教养。

因地域文化、风俗习惯、宗教信仰等原因,不同地域形成不同的行礼致意方式,常见的行礼方式有问候礼、握手礼、鞠躬礼、点头礼、挥手礼、举手礼、击掌礼、拱手礼、叩头礼、注目礼、合十礼、吻手礼、拥抱礼、脱帽礼等。护士在工作中常用行礼方式有问候礼、握手礼、鞠躬礼、点头礼、挥手礼、微笑致意等。

(一)问候礼

在不同场所会见不同的人,要用不同方式的问候语。正式场合问候他人应讲究次序,通常是身份低者向身份高者问候。和初次见面的人问候可用"您好""很高兴认识您""见到您非常荣幸"等,面对有名望的人,也可以说"久仰""幸会"。在行进中,遇到领导或长辈,应站在原地,待领导或长辈行至距离自己2米左右时,面带微笑,行鞠躬礼或点头礼,伴随说"领导好""您好",待领导或长辈回应后走过身旁,目送其离开后,方可继续行进。如遇到同事,双方应面带微笑,点头示意,伴随说"您好",可不做停留。如遇紧急情况时,可忽略该礼仪。

(二)握手礼

1. 握手方式 与他人行握手礼时,应起身站立,与握手对象相距约1米处,上身略向前倾,神态专注地目视对方,伸出右手,四指并拢、拇指张开、掌心微凹与对方相握。上下稍许晃动三四次,力度不宜过重或过轻,同时可伴随说"您好,非常高兴认识您""好久不见"等寒暄语,以体现热情友好。

2. 伸手的顺序 根据礼仪规范,应遵循"尊者决定"这一原则:握手时通常应由位尊者先伸手,即年长者、领导、主人、女性先伸手。需要注意的是,当客人抵达时,主人先伸出手来与客人相握,表示欢迎;而在客人告辞时,则应由客人先伸出手来与主人相握,表示感谢和再见。

 知识拓展

握手礼起源于远古时代。那时人们主要以打猎为生,手中常持有棍棒或石块作为防卫武器,当人们相遇并且希望表达友好之意时,必须先放下手中的武器,然后相互触碰对方的手心,用这个动作说明:"我手中没有武器,愿意与你友好相处。"随着时间的推移,演变成为今天的握手礼。握手礼为世界上大多数国家的通用礼节。

3. 握手礼的注意事项:

(1)握手的时机:在社交活动中,迎接或送别来访者时,握手以示欢迎与欢送;被介绍双方认识后应握手以示自己乐于结识对方;得到别人鼓励或帮助时应握手以示感谢;对方失意时,握手以示慰问。

(2)握手的力度:握手时力度应适中,太轻对方觉得你在敷衍他;太重显得不太礼貌,有威胁之意。与异性握手时,更不能用力过猛。与久别重逢的人相见,握手力度可略微加大。

(3)握手的时间:握手的时间不宜过长,抖动时间3~5秒即可,尤其应避免握住初次见面者或异性的手长久不放,以免引起对方的误会。

4. 握手禁忌

(1)禁忌坐姿与人握手,除非身体条件或场所有限。

(2)禁忌与人交叉握手,更不可与两人同时握手。

(3)忌用左手握手,伸出左手与人握手是十分失礼的行为,即便是左撇子,也要注意握手时伸出右手,尤其是和阿拉伯人、印度人握手时要谨记,因为在他们看来左手是不清洁的。

(4)禁忌戴手套、戴墨镜与人握手。

(5)禁忌仅仅只握住对方的手指尖,像是迫于无奈,这种"死鱼式握手"是非常失礼的。

(6)禁忌拒绝他人主动握手的要求,即使对方顺序有误,如果拒绝他人则成了自己的错误。

(7)禁忌在握手时另外一只手插在衣袋里或拿着工具。

(8)禁忌脏手与人相握,如果手有汗渍或弄脏了,应立即清洁,并和对方说一下"对不起,我的手不干净",清洁后立即与对方握手,以免造成不必要的误会。

(9)禁忌握手时面无表情、不置一词,或过分客套。

(10)与多人分别握手时,握手的时间、力度应大致相同,不可显示出厚此薄彼。

为了保护自己与他人健康,疫情期间不建议握手、拥抱、亲吻等问候交流方式,因此其他各种问候方式不断涌现:击肘、合十行礼、拱手作揖……

拱手礼,又称作揖,是古代汉民族的相见礼,最早可追溯到西周时期,《周礼》中的"揖"字,就是指拱手礼。拱手礼是中国人的传统礼节,这种打招呼方式不仅可以使双方保持一定的社交距离,避免近距离接触可能引发的病毒交叉感染,而且能够将我们的礼节情义传达给对方。互行拱手礼,也是对中华民族文化的一种弘扬与传承。

(三)鞠躬礼

鞠躬礼是人们用来表示对对方恭敬、答谢或致歉的一种常用方法。

1. 鞠躬的方式 鞠躬施礼时应在标准站姿的基础上,目光注视受礼对象,以腰为轴,上身挺直,随轴心运动方向前倾,目光落在自己前下方,男士双手应贴放于身体两侧,女士双手则应下垂搭放在腹前,同时说"您好""谢谢大家"等,随即恢复原态。

2. 行鞠躬礼时应注意以下问题

(1)鞠躬礼适用的场合:在颁奖、演出、婚礼、悼念等现场常常使用鞠躬礼。鞠躬礼在日本、韩国、朝鲜尤为盛行,日本人见面一般不握手,而习惯相互鞠躬。

(2)鞠躬礼的角度:鞠躬下弯的幅度越大,所表示的尊重程度就越大。15°鞠躬礼一般用于见面问候;30°鞠躬礼多用于迎宾时表示诚意;45°鞠躬礼多用于表示更深切的诚意;90°鞠躬礼则用于非常重要的场合或表达感谢、道歉时。

(3)鞠躬的次数:可视具体情况而定,一般社交场合,运用鞠躬礼时多为鞠一次躬。而面对特别重要的场合和人,例如婚礼、追悼等活动则适用三鞠躬。

(4)受礼者一般应以同样姿势还礼,但如果受礼者是长者、领导,也可点头致意或握手答礼。

(5)行鞠躬礼时不可抬头看受礼者,否则会十分失礼(图4-1)。

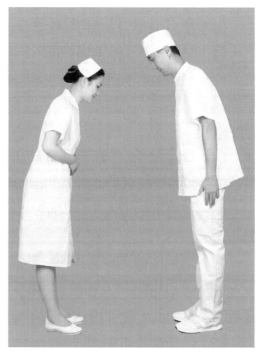

图4-1 鞠躬礼

(四)点头礼

点头致意是在公共场合用微微点头表示问候的一种方式。

1. 点头礼的方式 点头礼即颔首致意,致意者可驻足或正常行走,面带微笑,目视被致意者,如人员较多,应扫视全体人员后,微微点头,幅度不宜过大,速度不宜过快。行礼时,在站姿的基础上,面向受礼者,将头部向下轻轻一点,面带微笑,可同时说"您好"。

2. 行点头礼时应注意以下问题

(1)将下颌部向下轻轻一点,一次为宜,不宜反复点头不止。

(2)点头致意的场合:在一些公共场合遇到领导、长辈,一般不宜主动握手,而应采取点头致意的方式。交往不深的两人见面,又不想主动接触,可以通过点头致意的方式,表示友好和礼貌。一些场合不宜握手、寒暄,可采用点头致意的方式,例如:在会前、会间的休息室、在上下班的班车上、在办公室的走廊上,遇到熟人不必握手和鞠躬,行点头礼即可(图4-2)。

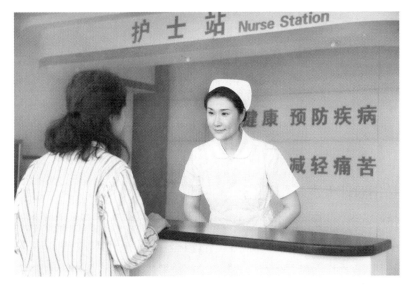

图 4-2　点头礼

(五)挥手礼

挥手礼的适用场合与行点头礼大致相似,它最适合向距离较远的熟人打招呼。行礼时右臂向前上方伸直,手肘约为90°,掌心向着对方,其他四指并拢,拇指微张,向左右摆动一两下。不要将手上下摆动,也不要在手部摆动时用手背朝向对方(图4-3)。

(六)微笑致意

微笑致意是致意礼仪中最常用的一种致意方式,在任何场合,微笑都可以表达问候。目光注视对方,在对方目视自己的时候,微微一笑(图4-4)。

以上是我们日常生活中人际交往常用的行礼形式,除此之外,致意礼仪在不同国家的行礼方式都有所不同,也极具民族及文化特色,我们可以在日常生活中继续了解和学习。

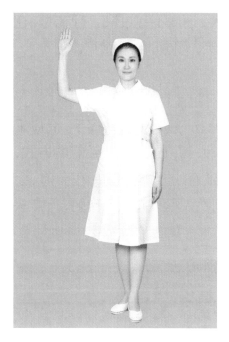

图 4-3　挥手礼

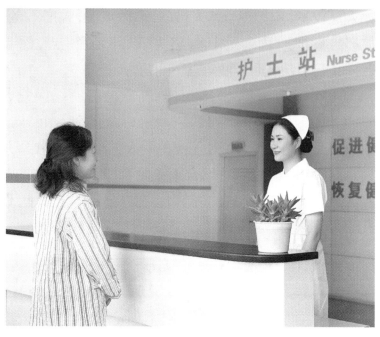

图 4-4　微笑致意

五、引 导 礼 仪

引导礼仪,是指对他人进行引导指示的礼仪。工作中引导他人到达目的地应有正确的引导方法和引导姿态,在引导时要做到规范引导,多用敬语,适时提醒。

1. 近距离提示　常用于引导客人就坐、指引签字等。具体做法是在站姿基础上,行点头礼或问候礼后,四指并拢,拇指微张,掌心向上,以肘为轴,朝所指示方向伸出手臂,伴随说"请坐""请您在这里签字"等(图4-5)。

2. 原地引导　遇到他人问路时,需进行原地方向指引。具体做法是在站姿基础上,行点头礼后,四指并拢,拇指微张,掌心向上,以肘为轴,朝指引方向伸出手臂,目光看向被引导者,伴随说"请往这边走"(图4-6)。

3. 伴随引导　引导者应站在被引导者的前方1米左右,目光看向被引导者,伴随说"请跟我来"。遇到台阶、转弯时,应及时提醒,例如"请往这边走""请注意台阶"。指引手势应明确地告诉被引导者正确的方向,提醒对话时应将头部、上身转向对方(图4-7)。

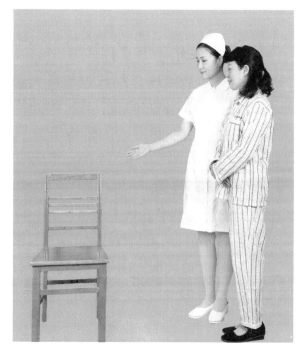

图 4-5　近距离提示

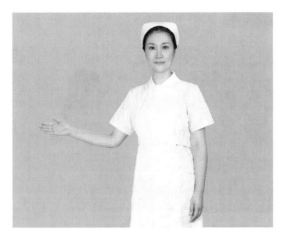

图 4-6 原地引导

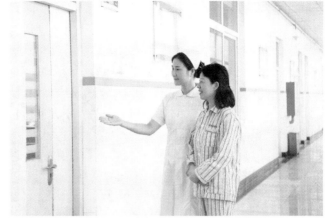

图 4-7 伴随引导

4. 楼梯引导 引导他人下楼梯时,引导者应在前面,被引导者在后面。上楼梯时,引导者应在后面,被引导者在前面,确保被引导者在安全的位置。引导者应配合被引导者的步伐,始终保持相距1米左右(图4-8)。

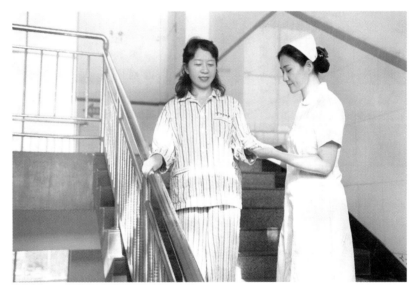

图 4-8 楼梯引导

5. 电梯引导 乘坐轿厢式电梯时,引导者应先到电梯门口,控制电梯开关。出入顺序是:引导者在电梯门处伸出手臂挡住电梯门,待客人进入电梯后方可进入,按下楼层按钮,到达楼层后,同样用手臂挡住电梯门,待客人走出电梯后,随即跟出。乘扶手式自动电梯时,靠右侧站立,上电梯时,引导者居后;下电梯时,引导者在前,确保被引导者的安全(图4-9~图4-10)。

6. 进门引导 轻轻敲门,待对方允许后方可进入,引导者开门,先向室内人员点头致意,站在门旁,伸出手臂做指引的动作,伴随说"请进",待客人进入,介绍完毕后,向后轻轻退一两步,再转身走出房间,保持良好的行姿,在门口处与室内人员道别,再轻轻地把门带上(图4-11、图4-12)。

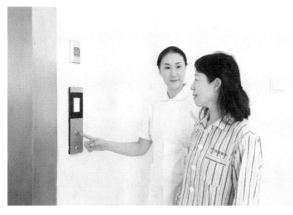

图 4-9　电梯引导 1

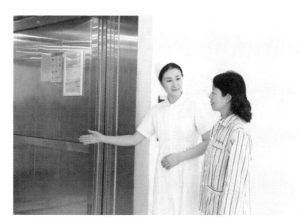

图 4-10　电梯引导 2

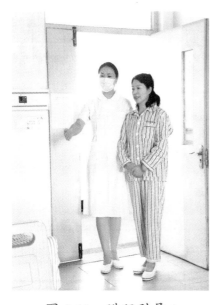

图 4-11　进门引导 1

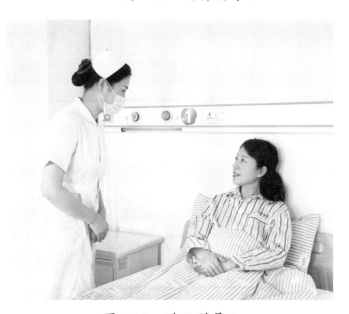

图 4-12　进门引导 2

六、电 话 礼 仪

电话被现代人公认为便利的通讯工具，具有信息传递迅速、使用方便和效率高的优点。虽然人们并未见面，但通过电话中的声音，语气、语调、内容等，可以判断出一个人的人品、性格。人们常使用电话联络工作和沟通情感，因此，在通话过程中通话双方应表现文明素养。

（一）打电话的礼仪

要准确无误地传达信息、联络感情、塑造良好的电话形象，必须注意下述要点。

1. 时间适宜

（1）通话时间的选择：公务电话尽量在工作时间内打，通话时间最好选择双方预约的时间或对方方便的时间。私人电话不宜在上午 7 点以前、晚上 10 点以后、用餐或午休时间拨打，也最好不要在节假日打扰对方。

（2）通话时间的长短：一般情况下，打电话前先准备好要讲的内容，以便节约通话时间，尽量遵守"3分钟原则"，即打电话时，应当自觉、有意识地将每次通话的时间限定在3分钟以内。

2. 内容简练　内容简练不仅是礼仪上的规范，而且也是限定通话长度的必要前提。在通话前应做好充分准备，接通电话后应自报家门，做自我介绍。双方应自觉控制通话时间，这是使用电话的基本礼仪。

3. 注意事项

（1）通话之初，应先做自我介绍，不要让对方猜测。

（2）等待的过程中不可摆弄电话、发出异响，以免惊吓对方。

（3）若拨错电话，不要一言不发直接挂断，应对接听者表示歉意，以免失礼。

（二）接听电话的礼仪

1. 接听及时　接听电话应遵守"铃响不过三"的原则，即接听电话以铃响三声之内拿起电话最为适宜。超过三声铃响才接电话，拿起电话后向对方表示歉意，如"抱歉，让您久等了"等。正常情况下，要尽可能亲自接听电话，不要随便让别人代劳。

2. 自报家门　在工作场合，接听电话时，应先问候，然后自报家门。对外接待应报出单位名称，若接内线电话应报出部门名称。例如："您好，这里是 × × 医院外一科，请问您找哪位？"

3. 注意事项

（1）接听电话时，不要做与此无关的事情。

（2）当通话内容结束时，应说"再见"再挂断电话。

（3）当通话因故中断时，要等待对方再次拨入。

（4）不方便接听电话时，也应接通后向对方说明原因，表示歉意，并另约时间通话。按约定再次通话开始时，勿忘表示致歉。

（5）若代接电话时，应首先询问是否需要转达，得到对方允许后，做好记录。电话挂断后要尽快设法转达电话内容，转达信息的时间、地点、人物、事件等应准确，严守代接电话内容的秘密，切勿随意扩散。若来电要找的人就在附近，应告诉对方稍等，切不可大声呼叫。

（6）当别人通话时，应尽量回避，不要进行"旁听"。

（三）手机使用的礼仪常识

1. 在公共场合特别是影院、楼梯、电梯等地方，或搭乘公交车、地铁、火车等交通工具时，不可旁若无人地使用手机，应该降低说话的音量，以免打扰别人。

2. 与别人交谈时，不可一边说话，一边查看手机内容，否则显得心不在焉，对别人不尊重。

3. 在工作时间使用手机聊天是极其不合适的，私人交往应放在下班之后再进行。

4. 开会、听课或与人就餐时，最好关掉手机或把手机调到震动状态。

5. 处理工作问题，应使用手机的电话功能，避免使用微信等小程序附带的电话功能，否则显得不够正式。

6. 手机铃声的音量应适中,不可声音太吵。

7. 在公共场合,应戴上耳机听取视频、音频等内容,避免因噪音过大影响他人。

8. 使用手机上的社交软件、支付软件以及网上银行等功能时,注意手机的安全使用,以防被骗。

(四)表现文明

1. 语言要文明　接打电话时应使用电话文明用语,例如"您好,这里是内科住院部,请问护士长在吗?"请别人帮忙转达时,应说"劳驾"或"麻烦您",切记不可认为这是理所应当的。

2. 态度要文明　通话双方不可厉声呵斥、粗暴无礼,也不要低三下四、阿谀奉承。

3. 举止要文明　话筒与嘴保持3厘米左右的距离,终止通话时应轻轻放下话筒。

【任务实施】

1. 请同学自由组合,4～6人一组,分组练习介绍礼、握手礼、递接名片礼仪;

2. 编排院内交往情景剧,同学们分组进行交往礼仪的模拟练习;

3. 每人制订一份实习生实习前的交往礼仪训练计划;

4. 每组派一人汇报交往礼仪训练计划,同学们相互学习借鉴;

5. 请老师和其他同学评价交往礼仪训练效果。

【任务评价】

表4-1　学习评价表

评价项目	评价内容	自评	互评	教师点评
礼仪知识	能够准确说出护士常用交往礼仪;			
	能够准确说出院内交往礼仪常识			
礼仪技能	能够准确运用基本交往礼仪;			
	能够养成良好的交往礼仪习惯;			
	注重课堂中培养团队合作意识			
礼仪态度	树立正确的交往礼仪观;			
	培养知礼懂礼用礼的习惯			
综合评价				
努力方向				

【任务拓展】

〖基础〗　制定3～5条个人交往礼仪修养提高计划。

〖提高〗　请每组同学以医院工作场景为背景,编排护患交往沟通的小品,并在课堂上展示。

〖**挑战**〗 搜集基本交往礼仪相关的国家外交案例，与同学交流，并分析案例中使用了哪些交往礼仪技巧。

（张雅静）

任务二　护士院内交往礼仪

【情景呈现】

情景一

带教老师章护士带着李晓仪去给张奶奶输液，张奶奶对穿刺非常紧张。章老师面带微笑，耐心地跟张奶奶说了输液的重要性之后，又贴心地安慰道："我换个小针头给您打针好吗？您放松一下，就不会那么疼了，来，深呼吸……"说完趁张奶奶放松，章老师一针见血，顺利完成输液操作。后来，张奶奶向护士长表扬了章老师，说她态度亲切，技术好。

情景二

急诊科通知病房，准备接收一位急性腹膜炎患者。患者刘大爷被送进病房时表情非常痛苦，面色苍白，大汗淋漓，呻吟声不断，家属特别着急。王护士面带笑容对刘大爷的家属说："请不要着急，我马上通知医生过来检查。"这时，病房里的另一位患者液体正好滴完，王护士顺手帮他拔掉了针头，才去叫医生。刘大爷的家属很生气，投诉了王护士。

【情景分析】

请同学们认真分析以上情景，为什么章护士被表扬了，而王护士却被批评了？王护士的做法是否存在不当之处？具体体现在哪里？请说明原因并提出改进措施。

在工作中，护士不但要与医院内的患者、患者家属、医生、其他护士交往，也免不了要跟辅助科室人员以及实习护生等不同类型的人交往，学习院内交往礼仪常识，有助于建立友好、和谐的人际关系，也是为患者进行优质护理服务的基础。

同学们，你们了解医院内交往礼仪的基本要求吗？如果还没有，那赶紧从今天开始学习院内交往礼仪知识吧！

【任务准备】

物品准备

准备《护理礼仪》教材、笔、病历夹、治疗盘、治疗车等与操作有关的用物等。

知识准备

一、与患者的交往礼仪

（一）与患者交往的基本原则

1. 尊重患者　指尊重患者的人格和权利。主要包括以下两层意思：

（1）尊重患者的人格：即尊重患者的个性心理，尊重其作为社会成员应有的尊严，在遇到患者出现诸如身患传染性疾病等情况时不得歧视患者，更不因此否定患者的人格。在接待精神病患者时也要做到尊重对方的人格。

（2）尊重患者的权利：尊重患者诸多合法权利，如及时获得医疗护理的权利、护理过程中的知情权、对医疗护理方案的选择权、对医疗护理行为的拒绝权及个人隐私权等。

2. 尊重隐私　患者的隐私受到法律的保护。因此，护士在尊重患者隐私方面需注意以下几点：

（1）选择合适的地点：与患者沟通时要注意选择合适的地点，涉及患者隐私的谈话内容应选择在无他人干扰、安静的、单独的房间进行。

（2）保护患者的隐私：在病房给患者做体格检查，或涉及暴露隐私部位的操作时应拉上床帘，同时叮嘱其他无关人员尤其是异性回避。尽量减少不必要的躯体暴露，体现对患者的尊重和关心，有条件时可单独在治疗室进行。给患者做涉及隐私部位的检查或治疗时，最好由同性别的护士操作。如果情况不允许，则最好安排一位与患者同性别的医务人员或患者家属陪同，避免引起不必要的纠纷。

（3）不探究无关的隐私：护士在收集患者资料时，不应探究与其治疗、护理无关的个人隐私。如所收集信息确实关系到护理诊断或护理措施的制定，应如实告知患者此信息获取的必要性，给予患者充分的尊重，取得患者的信任，使患者愿意敞开心扉与护士沟通，从而获取有效信息。

（4）保守患者的秘密：患者的任何信息、资料均属个人隐私，如病情、交谈内容等。因此在有他人在场，以及非治疗护理区域切勿随意讨论或传阅患者资料，更不可作为茶余饭后谈论的话题，切忌将相关信息、资料泄露给无关人员。

3. 诚实守信　护士在与患者交往的过程中应诚实守信，认真履行护士的神圣职责，向患者承诺的事情要想方设法给予兑现，认真完成。对患者许下的承诺应该是符合病情的实际，并具备实现的可能性，不能信口开河，随意答允。只有这样才能取得患者的真正信赖，建立起良好和谐的护患关系。

4. 举止文明　护士的言行举止各方面应做到仪表端庄、表情自然、谈吐礼貌、温文尔雅、彬彬有礼、落落大方。患者对护士的印象往往从初次见面就开始建立，护士的一举一动常常直接影响到患者对护士的信赖，所以护士从第一次接待患者开始就要做到举止文明、大方稳重。

5. 雷厉风行　护士工作时应做到镇静果断，机智敏捷，干脆利落。护理工作的服务对象是人，工作内容是治病救人，抢救患者生命是一场争分夺秒的战斗，赢得了时间就是赢得了生命。因此，护理工作，尤其是抢救工作，特别需要雷厉风行的工作作风，任何怠慢迟疑、优柔寡断都有可能会贻误抢救的时机，危及生命。

6. 共情帮助　护士应多从患者的角度出发，用患者的眼光看问题，从患者的角度去感受、理解他们。共情不是同情，同情是以自己的眼光看对方，在某种程度上产生与对方的感情交流或共鸣。共情则是把自己摆在对方的位置上，去体验对方的内心世界，提出"如果是我，该怎么办？"等这类思考。在护患交往中护士多表达共情，可以减少患者被疏远和陷于困境的孤独感，使患者感到能真正被护士理解，从而更好地促进护患关系朝着良好的方向发展。

（二）与不同患者的交往礼仪

护士在与不同患者交往时都应注意树立良好的自我形象，做到服装清洁得体，言谈亲切和蔼，面带微笑，发音清晰，语音柔和，多用文明用语，如"请""谢谢""您好""对不起""没关系"等，少用命令式语句，如"不许""不行""不要"等。

1. 与患儿的交往礼仪　大部分患儿活泼好动、善于模仿，接受能力和求知欲望强，但对治疗的重要性不理解，容易产生抗拒情绪，又不善于语言表达，加之来到一个陌生的环境，他们大多表现出的心理反应是恐惧、无助和好奇。

（1）注重沟通技巧：护士和患儿沟通时应注意面带微笑，声音柔和亲切，语言尽量做到生动活泼、浅显易懂，让患儿能更好理解及沟通。如护士可用和蔼可亲的语言主动进行自我介绍："小朋友，我们互相认识一下好吗？我是××阿姨，你叫什么名字？""小朋友，我们拉拉手，交个朋友好吗？我们现在算是好朋友了，我会经常来看你的，你可千万别忘了我哦！"相信有这样一位举止文明、有爱心且亲切的护士，患儿对治疗的恐惧能够被有效减轻，同时让患儿对护士产生一种依赖感，有利于后续治疗工作的开展。比如遇到怕见陌生人的患儿，护士可以轻轻抚摸他的头，拉拉他的手，亲切地安慰他："不要怕，阿姨知道你是个男子汉，相信你一定能够打败疾病，很快就能回家了。"通过语言和动作拉进彼此间的距离。面对那些好奇心较强又淘气的患儿，可结合图片、视频、宣传手册等向他们重点讲解医院的安全防范知识，保证他们在院内的安全。

（2）注重查体技巧：为患儿做体格检查时动作应准确、轻柔，以免引起患儿的恐惧。如应用听诊器做检查前可先让患儿听听自己的心跳声，既满足其好奇心，也有助于消除恐惧感。有些检查可能会带来不适，应先做必要的解释或分散患儿注意力，设法取得患儿的配合，方便更好地开展工作。

（3）充分尊重患儿：检查、治疗等护理工作前应先给患儿及家长解释，充分尊重患儿的意见和想法，通过沟通征得患儿及家长的配合。对患儿要多赞扬，讲信用，不盲目哄骗，同时在护理工作中护士应注重礼貌礼节，给患儿树立一个好榜样，让他们从小就学会尊重他人，配合进行治疗。

（4）切勿训斥患儿：患儿有时候在护理操作前会由于恐惧产生尿意，出现尿裤子或尿床现象，此时切勿训斥患儿，伤害其自尊心并加重其恐惧感，应多加沟通解释，做好安慰。

2. 与年轻患者的交往礼仪　年轻患者往往有较强的自尊心，情感丰富，面对疾病，有时会表现出烦躁不安、情绪不稳、易怒、沮丧、抑郁、不配合治疗等。为了取得他们的信任，增强他们战胜疾病的信心，护士要做到：

（1）尊重患者：保护他们的自尊心，多用商量的口吻进行交谈以取得他们的信任。举止要干脆利落、自然大方，态度要热情、礼貌、和蔼。

（2）语言真诚：自我介绍时，要以朋友相待，如："我是你的责任护士，叫×××，你可以直接叫我的名字，有什么需要请尽管找我。"通过真诚的语言沟通使患者产生一种亲切感，增强治愈疾病的信心，愿意和护士沟通，配合治疗。

（3）把握好分寸：对待年轻异性患者时应该注意掌握交往分寸，避免过度热情，应做到不卑不亢，以礼相待，做好该做的事情。交流时要注意语气平缓，尊重患者。在年轻异性患者面前应避免谈论个人的事情，特别是感情方面的话题。

3. 与中年患者交往的礼仪　中年人虽然在思想和心理上较为成熟，但由于所处的这个阶段是人生中压力最大的一个阶段，他们中很多人既是家庭的支柱又是单位的骨干力量，此时患病住院他们的心理活动更多表现为自责、急躁、矛盾等情绪。

（1）多加疏导劝解：中年患者患病时大多不愿意离开工作岗位，即使看病也是抓紧时间，疾病稍有好转就着急出院。护士应理解对方，必要时对患者进行心理疏导和劝解，劝解时要站在患者的立场，言辞恳切。如患者是担心老人、孩子无人照顾而不想住院时，可劝导"我理解您现在的心情，不过您一定要安下心来养病，只有尽快痊愈才能更好地照顾老人和孩子"等。

（2）加强出院指导：中年患者一旦出院，对自身的关注就会减少，护士要特别指出康复保养和预防疾病的重要性，指导中年患者出院后应继续进行康复运动，饮食合理搭配，保持情绪平稳，合理调整工作与休息时间，预防疾病复发。

4. 与老年患者交往的礼仪　老年人生理功能衰退，心理上具有孤独、不安、悲观、爱猜疑等特点，具有较强的自尊心，希望得到周围的人尊敬、服从，喜欢追忆往事，特别愿意向人炫耀年轻时的成就。因此，护士对老年患者的尊敬理解、友好和善、耐心帮助就显得更为重要。

（1）尽量使用尊称：对尚未了解具体身份的老年患者，可以试探地询问："请问老先生（老师傅/爷爷/老大爷）尊姓大名？"当了解患者基本情况后再给予适当的称呼。称呼一句"大爷、大娘"或"老师、工程师"等职业或职务名称，更显得亲切和尊敬，也拉近了护患间的心理距离。

（2）多用敬语和谦语：注意多用商量的语气交谈，如"您昨晚睡得好吗？""您看这样行吗？""您觉得哪儿不舒服？"由于老年患者的记忆力、听力、反应能力均下降，因此在与他们进行交谈时声音要大一点，语速要慢一点，要不厌其烦地多交代，多询问，在生活方面给予周到、细致的照顾。

（3）充分发挥身体语言的作用：护士与老年患者交谈或做护理操作时，要善于利用老年患者的习惯和特点，调动患者的积极因素。与患者沟通时，应以聆听为主，适当地表明自己的意见，辅以热情、耐心的表情以及轻柔的动作，如点头微笑、温柔地搀扶等，充分发挥体态语言的作用，配合完成各项诊疗、护理操作。

张 良 拾 鞋

张良年轻时在下邳的一座上遇见一个老人,老人穿着粗布衣裳,让张良把掉在桥下的鞋子拾上来并给自己穿上,张良耐着性子一一照办。老人约张良五天后天刚亮时再来此处相会。五天后的拂晓,张良去到那里,早已等候多时的老人责备他跟老年人约会不该迟到,约他五天后再见面。五天后鸡一鸣张良就去了,哪知又比老人迟来了一步。老人很生气,让张良五天后再来。五天后张良吸取了教训,不到半夜就去了,在桥上等着老人的到来。过了一会,老人来了,他满意地笑了,并把一部奇书《太公兵法》赠送给他。张良认真学习这部兵书,帮助刘邦打败项羽,最终成为汉初名臣。

"张良拾鞋"这个小故事被历代传为佳话,它告诉我们:能忍小忿,方成大谋;尊敬长辈,受益终身。

资料来源:《史记·留侯世家》

5. 与涉外患者的交往礼仪　随着国际交流的日益频繁,涉外患者逐渐增加。涉外护理工作面对的是与自己文化背景不同的患者,只有对患者的疾病状况、健康需求、宗教信仰和生活行为习惯等了解之后,才能提供完美的护理服务。这就要求护士了解多元文化与沟通技能,克服护士与患者之间的文化差异,体现护理服务的人文性。

(1)尊重对方:在涉外交往中,护士应尊重对方国家的领土完整、主权和尊严,尊重对方国家的法律、法规和风俗习惯等,不应以患者所属国家的大小、经济实力的强弱、社会制度不同而区别对待。

(2)尊重自己:在涉外护理工作中,护士的一言一行、一举一动都代表着中国的形象,因此必须时刻注意维护自身形象,做到热情周到、不卑不亢,着装整洁大方、仪态从容优雅。

(3)尊重涉外患者的选择权:只要涉外患者还有意识和判断能力,就必须告知其本人真实的病情,并提供治疗方案,请患者选择。

(4)尊重涉外患者特有的习俗:各国在言谈举止、待人接物等各个方面都有特有的讲究与禁忌。为了减少麻烦,避免误会,最为妥帖的做法是认真学习国际上通行的礼仪惯例并加以遵守。其次也要对患者所在国家的礼仪习俗有所了解,表示对其充分的尊重。

二、与患者家属及探视人员的交往礼仪

一般来说,患者家属的心理更多是焦虑、急切、紧张,在亲人患危重疾病时还会出现恐慌、束手无策或孤助无援。探视人员多是患者的亲朋好友,通过探视表达对患者的关心、关爱,他们都希望从医护人员那里尽可能详细地了解患者的患病情况、治疗过程及预

后等,他们的言行举止甚至神态往往会直接或间接影响到患者的情绪及病情的转归,有时也会影响到病区正常医疗护理工作的开展。在接待患者家属及探视人员时,护士应遵循尊重、礼貌、热情、诚恳的礼仪原则回答和处理问题。

(一)注重谈话艺术和技巧

在交往过程中护士应态度诚恳,注意谈话艺术,交流中要根据其心理承受能力把握谈话的分寸,措辞、语句要斟酌,做到科学地解释,诚恳地安慰。回答问题时要与医生保持一致,避免引起不必要的纠纷。

(二)建立良好的关系

根据家属及探视人员的性格特征、心理需求采取不同的沟通方式,使他们能与护士有效沟通,以达到沟通的最佳效果,从而建立良好的人际关系,更好地促进患者康复。

三、与同事的交往礼仪

同事之间友好交往是工作得以顺利开展的基本条件,因此礼貌对待同事也是做好护理工作不可缺少的礼仪要求。

(一)与同事交往的基本原则

1. 尊重同仁,举止文明　同事间往来,应当互相尊重、互相支持,文明相处,礼貌相待,这是为人处事的基本道理,也是最基本的职业要求。医疗护理工作应本着"患者第一"的原则,既要明确各自分工,又要协调一致。同事之间应当互相尊重,互相支持,礼貌相待,维护同事的威信,相互尊重其人格和自尊。

2. 严于律己,宽以待人　"己所不欲,勿施于人。"工作中护士应严于律己,做好自我约束、自我控制。宽以待人,是指护士与其他人相处时应多容忍他人、多体谅他人,避免在无原则的小事上纠缠不清,杜绝挑拨离间,搬弄是非。对待同事态度要和蔼,同事遇到困难要及时关心和帮助。同事之间难免会出现一些矛盾,应冷静对待,主动沟通,找出矛盾的原因和解决的方法。犯了错误应主动道歉,积极取得对方的谅解,这样才能有效化解同事间的矛盾冲突。

3. 谦虚谨慎,不骄不躁　能力大小、水平高低是客观存在的,但每个人的人格都是平等的,与同事相处过程中必须应树立平等意识,一视同仁,不能厚此薄彼、区别对待。谦虚谨慎、平等待人更能体现个人的高尚品德。

4. 以诚待人,表里如一　真诚是人际交往的根本,是人与人相处的基本态度。护士在与同事交往的过程中,应做到以诚待人,表里如一,这样才能赢得对方真诚的回报。当同事取得成绩时,要真诚祝福,不应嫉妒或打击。

(二)工作交往的礼仪

1. 护士与医生之间的礼仪　护士与医生是工作上的合作伙伴,既各自独立又相互协作,共同组成了医疗护理团体。虽然职责分工不同,但服务的对象和性质是一致的。因此,掌握工作中交往的礼仪、建立融洽的医护关系尤为重要。

（1）相互信任,真诚合作:医护间相互信任、真诚合作是建立良好医护关系的基础,医生与护士的精诚合作是促进患者康复的重要保证。医护之间应彼此理解对方的专业特点,并主动配合对方的工作。

（2）尊重医生,相互支持:当对医嘱有疑问时,不能盲目执行,应主动及时与医生沟通。沟通时应注意时间、场合,保持医生在患者心目中的"权威性"。同时还要注意语言的表达方式,以询问或商讨的方式进行沟通,如:"×医生,您好,这个医嘱我这样理解对吗? 麻烦您再看看。"切忌把主观看法、埋怨、责怪等情绪带入语气中。既体现出对医生的尊重,又解决了执行医嘱中遇到的实际问题。

（3）相互学习,共同提高:有经验的医生能根据患者的症状和体征做出准确诊断,有经验的护士能发现疾病的先兆,这就是双方精湛技术的体现。"三人行,必有我师。"护士应利用各种机会(科室例会、交接班、研讨会等)向医生学习新诊疗技术及相关知识,同时向医生介绍护理技术的新进展、发展趋势及科室护理工作情况,有疑问的地方可以征求医生意见,必要时邀请医生参加讨论,大家共同为了治病救人这个目标团结协作,互相帮助,互相支持,提高医疗护理质量。医护双方应本着真诚、宽容的态度在工作中相互学习,取长补短,谦让谅解,这样就可以克服医护间的人际矛盾,提高医疗护理质量,使患者处于最佳的治疗护理环境之中。

（4）坚持原则,互相监督:护士在日常护理工作中发现患者病情变化、药物反应或治疗上的问题时,应及时向医生报告,及时处理。护士不能盲目地执行医嘱,如果发现医嘱有误,应主动地向医生提出意见和建议,便于医生及时修改不恰当的医嘱。但遇到医生和护士对患者的治疗和护理有不同的看法和意见时,解决这种意见分歧的最高准则是患者的利益。当危及患者的安全、健康甚至生命时,护士应坚持原则,充当患者的代言人,以诚恳的态度、委婉的方式向医生提出自己的意见,耐心细致地做好解释,避免引起不必要的误会。任何一种医疗差错都可能给患者带来痛苦和灾难,因此,医护之间应该互相监督对方的工作,最终减少医疗差错的发生。

2. 护士与护士之间的礼仪

（1）以诚相待,与人为善:以诚相待、与人为善是指真心诚意地对待他人,友好善意地与他人相处。这是人与人交往的基本规范和总体要求,也是护士处理人际关系的首要原则。古人云:"精诚所至,金石为开。"只要真心诚意地对待他人,时间长了一定能感化他人。日常工作中应当以"我心换你心"的态度真诚相待,当同事取得成绩时,应当真诚地祝贺和感到欣慰;当同事受到挫折或不幸时,应当主动表示关心和同情;当同事遇到困难时,应当积极地给予帮助和解决。

（2）互相尊重,取长补短:资历高的护士在体力、精力上不如年轻人,但他们有着丰富的临床经验,办事稳重,分析和解决问题能力强。年轻护士有理想、有热情、接受新事物快,有创新精神,但自控能力差、办事好冲动,有时候缺乏吃苦精神等。年轻护士应多向资历高的护士虚心学习、请教，遇事多征求他们的意见。资历高的护士也应看到年轻护士的长处，在护理实践中引导年轻护士树立积极的工作态度，通过护士间的"传、帮、带"，帮助他们掌握正确的护理技巧，弥补临床实践经验缺乏的不足，从而形成互相学习、取长补短、谦虚谨慎、彼此尊重的和谐的人际关系。

（3）宽以待人，控制情绪：护士应具有宽广的胸怀和气度，对于同事的缺点和短处应持包容的态度。包容并非无原则的迁就，而是遇事能够站在对方的角度考虑问题，多替别人着想，宽容他人。喜怒哀乐是人之常情，在宽容他人的同时，也要善于控制好自己的情绪。由于每位护士在性格、修养、思维方式、生活方式上的不尽相同，发生摩擦和冲突是很难免的，若处理不好激动的情绪，对工作的开展十分不利。在工作中要善于控制好自己的情绪，不仅需要有"忍人所不能忍"的宽广胸怀和以大局为重的精神境界，而且还需要强烈的自我控制意识，遇事需冷静地思考，尽量减少情绪失控。

（4）关心他人，团结协作：护士在工作、生活、学习中相互支持和帮助是圆满完成护理工作的前提。支持和帮助体现在各种护理实践中，如对工作优异同事的祝贺和称赞，对同事的一些不正确的观点和做法提出诚恳、善意的意见，对同事工作中遇到的难题协助解决。积极配合、团结协作也是处理同级间人际关系的一条重要原则。现代社会中，任何一个职业、一个部门或岗位的工作都需要与其他部门和个人相互配合，积极主动配合，齐心协力工作，充分发挥团队精神，才能获得最佳效应。

3. 护士与医辅人员之间的礼仪　医院的辅助科室如检验科、药剂室、放射科、后勤保障部门及行政部门等都是医院不可缺少的部门，也是高质量完成医疗护理的重要保障。在日常护理工作中，护士经常要与这些部门的工作人员来往，在与他们来往时应把患者利益放在首位，在维护患者利益的同时，注意避免带有优越感或支配对方的情感，尤其是对后勤保障部门，应积极配合其工作需求。工作中应做到相互尊重，相互支持，举止文明，宽容大度，以诚相待。

（三）同事间交往的禁忌

1. 忌小事纠缠不休　每个人都有自己的性格特点、处世方法，不必因他人的某些小缺点、小毛病耿耿于怀，为了小事纠缠不休只会损害同事间的友好关系。

2. 忌挑拨离间搬弄是非　"人无完人"，要对他人的短处宽容大度，而不是把别人的短处作为背地里的笑料。

3. 忌态度冷漠　同事相处时应互相尊重、互相关心帮助，这样会使同事间的关系更加融洽，工作更加顺利，不能持过于冷漠的态度。

 知识拓展

人际交往中的距离

人际交往中人与人之间的正常距离大致可以划分为以下 4 种：

1. 亲密距离　是人际交往的最小间隔距离，彼此之间触手可及，它适用于家人、恋人以及至交好友,因此有人称之为"私人距离"。

2. 交际距离　大致相当于两臂的距离。它适用于一般性的交际应酬,故亦称"常规距离"。

3. 礼仪距离　大致相当于一个人的身高,它适用于会议、谈判、庆典、接见等,意在向交往对象表示敬意,故又称"敬人距离"。

4. 公共距离　即距离在3米以外,适用于在公共场合与陌生人相处,因而称为"有距离的距离"。

四、实习护生与带教老师的交往礼仪

实习护生与带教老师之间要做到相互尊重、相互信任、相互理解、相互关心,这样才能够创建和谐的师生关系。

(一)尊敬带教老师,学会自我管理

尊敬师长是中华民族的传统美德,也是传统文化教育的重要内容之一。"师者,传道授业解惑者也"。实习护生与带教老师交往时要有分寸,要尊敬带教老师,维护带教老师的尊严,能诚恳、谦虚地接受带教老师的批评和指导。见到带教老师要主动热情打招呼;与带教老师交谈时,要保持端正的体态,双目注视带教老师,不可东张西望或将手插在口袋里。

临床护理带教老师的工作任务非常繁重,大多数带教老师都是在完成护士本职工作的同时兼任带教老师,因此在带教过程中有时难免对实习护生照顾不周,无法及时满足每位护生的各种需要。所以,实习护生若遇到需要解决的疑难问题,应主动与带教老师沟通、探讨,共同找到问题的答案或最佳解决办法。

作为实习护生要学会自我管理,对自己负责,及时向带教老师汇报思想上的变化和生活上的困惑,征询带教老师的意见,说出自己的想法并与带教老师共同探讨,请求带教老师帮助解决困难。当带教老师指出自己的不足时要虚心接受批评和指导。有些学生可能嫌带教老师管得太严,觉得不自由,但带教老师都是在爱护学生的基础上,通过严格的方法和手段来培养学生一丝不苟的治学精神、实事求是的科学态度、良好的思想品德和文明的行为习惯,这也是培养高素质人才的需要。

 礼仪小故事

孔 子 问 礼

孔子前往洛阳向周朝守藏史老子请教"礼制"学识。老子听说孔丘前来求教,整顿衣冠出迎。孔子恭恭敬敬地向老子行了弟子礼。进入大厅后,孔子再拜后才坐下来。老子

问孔子为何事而来,孔子离座回答:"我学识浅薄,对古代的'礼制'一无所知,特地向老师请教。"老子见孔子态度诚恳,便详细地进行了讲解。

资料来源:《史记》

(二)关心关爱学生,做好带教工作

作为带教老师应多关心关爱学生,同时认真、细致做好带教工作。在实习护生初来科室时,带教老师可以组织小型见面会,与实习护生一起互动,互相做自我介绍,消除实习护生对陌生环境的不适应并尽快进入相应角色。多关心实习护生的生活点滴,多和他们沟通,消除他们思想上的顾虑。孔子曰:"其身正,不令而行,其身不正,虽令不从"。可见"身教"的重要性。因此,可以通过对日常带教工作认真、细致的完成,将院内交往礼仪渗透其中,潜移默化地影响教育护生,将院内交往礼仪在无形中进行学习、巩固并在行为观念中扎根。

【任务实施】

1. 请同学自由组合,4～6 人一组,分组练习与医院内的患者、患者家属、医生、其他护士及辅助科室人员的基本交往礼仪;

2. 分角色训练医院内交往礼仪;

3. 汇报、交流、分享学习成果,相互学习借鉴;

4. 请老师和其他同学评价学习效果。

【任务评价】

表 4-2　学习评价表

评价项目	评价内容	自评	互评	教师点评
礼仪知识	能够准确说出院内交往礼仪常识			
礼仪技能	能够正确运用护士院内基本交往礼仪;			
	能够养成良好的院内交往礼仪姿态;			
	能够灵活运用院内交往礼仪;			
	注重在课堂中培养团队合作意识			
礼仪态度	树立正确的院内交往礼仪观;			
	培养知礼、懂礼、用礼的态度			
综合评价				
努力方向				

【任务拓展】

〖**基础**〗 李晓仪下周要去人民医院实习,请你按照院内交往礼仪的要求,为她总结一下,在工作中面对不同群体应注意的交往礼仪规范。

〖**提高**〗 在实习中可能会遇到不同的患者群体，请你和小伙伴们以医院内各种工作场景为背景，编排设计面对不同人群，应该如何正确运用院内交往礼仪进行交往，分组进行模拟演示并判断正误。

〖**挑战**〗 收集院内交往礼仪相关的图片、视频，分析对比并与同学充分讨论，哪些行为是正确的，哪些行为是不可取的。归纳一下作为一名合格的护士应该具备哪些良好的院内交往礼仪。

李晓仪日记

在实现护士梦想的路上，我不断努力着。端庄的仪态、得体的交往礼仪让我在生活、工作中越来越自信。

今天在工作中，一位患者对我说了很多感谢的话语，看着她的眼神让我想起，以前在学校护理礼仪课堂上，同学们运用交往礼仪的知识扮演不同的角色，既趣味十足，又学到了满满的"干货"。到了实习阶段，我才真正意识到，护士一句亲切的问候，一声简单的叮嘱，一张温馨的笑脸，一个善意的挥手，一个礼貌的引导……为患者带来了多少的光明和希望。同时也明白了：在日常护理工作中，要学会根据实际情况运用合适的交往礼仪，才能做到"事半功倍"。

从现在开始，我要继续努力，时刻注意培养自己的礼仪素质，规范自己的仪容仪表，在工作中运用交往礼仪知识成为一名合格的护士，在生活中成为一名得体大方的新时代青年，加油！

（林　琳）

模块三 │ 护理工作礼仪——成为谦和有礼的护士

项目五 │ 护士日常接待工作礼仪

项目五 数字内容

学习目标

1. 具有尊重别人、关心别人的行动意识和基本能力。
2. 掌握护士日常工作中接待与送别的原则和方法。
3. 熟悉宴会礼仪、会议礼仪、参观礼仪的要求。
4. 了解馈赠礼仪的禁忌。
5. 学会护士在各种工作情景中的接待与送别安排。

【项目说明】

　　本项目的学习重点是护理人员在日常接待活动中的行为规范与准则，学习难点是在接待交往中能做到相互尊重、相互关心，使言行举止合乎人情事理，符合礼节和礼仪的要求。学习过程中应注意将先前学习的礼仪内容融会贯通，在日常接待中体现护士严谨认真的工作作风、热情周到的服务态度，塑造合格的护士形象。

　　日常礼仪是人们在日常生活、工作和交往中应遵循的行为规范。护士日常接待工作礼仪主要包括工作中来宾交往、陪同乘车、宴会礼仪、会议礼仪以及来宾离去的送别馈赠等。这些工作礼仪是在公共社交礼仪基础之上拓展和完善的，同时又具有护士职业的特殊性。掌握和运用护士日常接待工作礼仪，能提高护理服务的质量，更加容易构建和谐的护患关系。这部分内容在生活和工作随处可遇，要反复训练，才能根据不同对象不同情景规范呈现，从而帮助个人获得社交成功。

【项目导航】

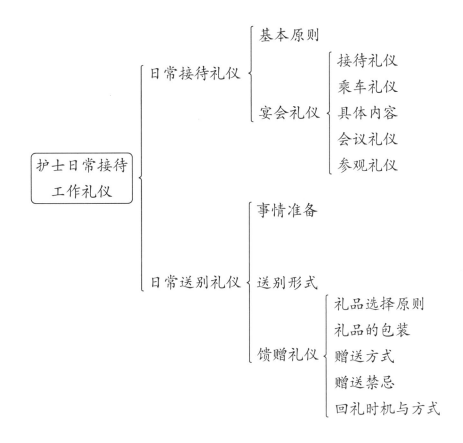

任务一　护士日常接待工作

【情景呈现】

情景一

李晓仪毕业后来到市人民医院心血管内科工作，正式成为了一名护士。今天早上，市第二人民医院的护理部主任和护士长来到李晓仪所在的科室参观，医院护理部主任陪同。李晓仪在护士站见主任带着那么多人，生怕自己出错，低着头小声地叫了声："主任。"就匆匆地跑去治疗室工作了。下班时，护士长把李晓仪留下来，批评她今天接待礼仪不到位。

情景二

医院举办继续教育培训，邀请了某教授来授课，护士长特意带着李晓仪去机场迎接教授。到达时李晓仪热情地引导教授到副驾驶座位上，同时说："这里的视野好。"护士长尴尬地重新请教授坐到后排副驾驶后面的座位，让李晓仪坐到了副驾驶位。回到医院后，护士长批评李晓仪今天安排乘车座位不对，对教授不够尊重，李晓仪有点摸不着头脑。

【情景分析】

请同学们认真分析以上情景,你觉得李晓仪有哪些不当之处? 应当如何改进?

在日常生活和工作中,接待礼仪无处不在,比如接待者陪同客人坐电梯时,陪同者应该是先进还是后进? 出电梯时,应该谁先出? 接待会议座次该如何安排? 等等,这些问题人人都会碰到,有的人把它当成小事,根本不在意;有的人在意了,处理时却凭主观经验,是对是错,心中无数。从一名护士的行为可以看出这家医院的管理水平,接待礼仪就是其中最重要的要素,学习和践行接待礼仪,对于做好接待工作具有极其重要的作用。

同学们,你也想成为彬彬有礼的社交达人吗? 赶紧开始学习和实践日常接待礼仪吧!

【任务准备】

物品准备

准备《护理礼仪》教材、护士服、桌椅、水杯、笔、纸等物品。

知识准备

一、接 待 礼 仪

从古至今,无论在任何领域与人相处都讲究以礼相待,接待礼仪就是其中的一种。在护士的日常工作和生活中经常出现,每个人都有可能担当接待的角色,这个角色扮演的好坏,直接影响着个人形象和医院形象。因此,学习和运用接待礼仪体现了护士良好的职业素质。

(一)接待礼仪的基本原则

1. 平等原则　在同一场所、同一地点、同一时间,需要接待来自不同地区、不同部门、不同职位、不同单位的来宾,应一视同仁,要充分考虑接待对象的文化、种族、信仰等,不能因此而厚此薄彼。

2. 对等原则　对等的意思是双方相互接待时规格应相等。也就是说,你到别人的单位去,对方怎样接待你,下次对方来你单位,你也应该至少给予同样的规格接待对方。

3. 惯例规则　约定俗成的习惯做法,即惯例。例如在接待从来没接待过的贵宾时,参照惯例,借鉴其他单位的接待经验,或者按其他同行单位接待同等级别人物的方法接待。

4. 主随客便　作为接待方,接待人员要一切工作以客人为中心,从客人的角度考虑事情的安排,才能取得良好的接待效果。

(二)接待礼仪的具体内容

1. 接待方案　为做好接待工作,应事先制订相应的接待方案。完善的接待方案可以使接待工作在具体操作时有条不紊，有备无患。

（1）接待方针：指接待工作的指导思想与总体要求。在接待时，应提倡互相尊重、平等对待、真诚待客、热情有度、主随客便的原则。

（2）接待规格：指接待工作的具体标准，是对来宾重视程度的一种具体体现。接待规格包括三种：

1）对等接待：指接待人员与来宾的职务、级别大致对等；

2）高规格接待：指接待人员的职务、级别高于来宾的职务、级别；

3）低规格接待：指接待人员的职务、级别低于来宾的职务、级别，要求接待人员更要注意礼貌、热情。

（3）接待费用：根据确定的接待规格进行详细的费用预算，接待经费开支要严格遵守各级政府部门的相关规定。勤俭节约，压缩一切不必要的开支。对某些需要来宾负担费用的接待项目，或需要宾主双方共同负担费用的接待项目，接待方必须先期告知来宾，并与对方进行必要的协商，切忌单方做主。

（4）接待日程：包括迎送、会见、谈判、宴请、参观等日程安排。接待日程的安排应具体、紧凑、合理，应制定活动日程表，并派发给来宾，让来宾及时了解。

（5）接待人员：根据接待规格安排接待人员。接待人员工作的表现，直接影响接待工作的效果。接待人员应选择工作负责、相貌端正、行为举止得体、热情大方、善于沟通、具有接待经验者；对于特殊来宾，接待人员应知晓来宾的语言、习俗及宗教信仰；对于重要的接待活动，对接待人员应进行专门的礼仪培训。接待人员着装应大方得体，女性应淡妆，避免佩戴过分夸张或妨碍工作的饰物。接待人员要进行明确合理的分工，责任到人，必要时应对接待人员集中进行培训。

（6）交通工具：在接待计划中，对来宾往来、停留期间所使用的交通工具，接待方应做好安排。在为来宾联络交通工具或提供交通工具时，均应为来宾选择符合其日程安排、方便舒适、快速安全、服务质量好的交通工具。要遵循勤俭节约，规格合适的原则。当来宾自备交通工具时，则应提供一切所能提供的便利。

（7）食宿安排：选择宾馆时要考虑接待经费预算、宾馆的等级及实际接待能力。同时要根据来宾的身份、工作需要、年龄、性别及人数酌情安排。宾馆内部除具备基本的生活设施外，还必须具备良好的消防和安全设施，宾馆周边环境要舒适安全，交通便利。饮食安排要细致、周到，保证饮食卫生，同时尊重来宾习俗，尽量满足来宾需求。

（8）安全保卫与宣传：重要接待时，安全保卫与宣传报道工作通常也应列入计划之内。安全保卫工作方面，要专人负责，要制定预案，注重细节的落实；宣传报道方面，应根据来宾的身份和活动意义的重要性，通知有关新闻单位派人采访报道，安排好相关事宜。有关的图文报道资料，一般应向来宾提供，并注意存档备案。

2. 迎客礼仪

（1）事先沟通，了解信息：应提前了解来宾到达的日期、车次、航班等信息，安排与客人身份、职务相当的人员前去迎接，并提前告知来宾。

（2）提前到达，恭候来宾：接待人员应提前到达接待地点迎接来宾，避免迟到而让来宾久等。对于初次来访、不认识的来宾，可使用欢迎横幅、接站牌、身份胸卡等来确认来宾身份。

（3）亲切问候，以礼相待：接到来宾后，接待人员应及时上前迎接，主动伸手与来宾相握，并问候"一路辛苦了""欢迎来到我们医院"等。接待团体来宾时，应向来宾点头示意。如遇来宾先致意，应及时还礼，然后向对方作自我介绍。

（4）热情相迎，周到细致：来宾乘坐的车辆抵达时，待车辆停妥后，应一手拉开车门，一手遮挡车门框上沿，以免来宾头部触碰；如遇老、弱、病、残的来宾，要主动上前搀扶，加倍关心；如遇下雨时要主动撑伞迎接，以防来宾淋雨；帮助来宾提行李物品时，应尊重来宾的意愿，不要过分热情地去强行要求帮助提携。对装有贵重和易碎物品的箱包切忌随处乱丢或受压。

（5）主动服务，详细告知：将来宾送到住宿地点后，应协助来宾办理好一切手续，并将来宾领进房间，向来宾介绍住处的服务、设施，同时将活动的计划、日程安排、会议资料等交给来宾，此时接待人员不应立即离去，应陪同来宾稍作停留，热情交谈；接待人员也不宜久留，应考虑来宾一路旅途劳累，让来宾早些休息。

（6）规范引领，适时提醒：引领时要面带微笑，做到手到、眼到、嘴到、心到，做到规范引导，适时提醒。

3. 来宾次序　指在同一时间或同一地点接待来自不同国家、不同地区、不同团体、不同单位、不同部门、不同身份的各方来宾时，接待方应依照约定俗成的方式，排列各方来宾的先后顺序。来宾次序的基本排列方式主要有以下四种：

（1）按照来宾所在国家或单位名称的字母顺序排列：举行大型的国际会议时，按国际惯例，可依据参加者所属国家或地区名称的首位拉丁字母的先后顺序进行排列。若其名称的首位字母相同，则可依据其第二位字母的先后顺序进行排列。以下各位字母相同，亦可据此类推。国内活动一般则是按照汉语拼音字母进行排列。

（2）按行政职务的高低排列：在正式场合接待各方来宾时，依据其具体的行政职务高低进行排列。对于担任同一行政职务者，可按其资历即任职的时间长短排列；对于已不再担任行政职务者，可参照其原职进行排列，但需要将其排在担任现职者之后。

（3）按照先来后到的到场顺序排列：适合各类非正式交往，以及不需要排列位次的情况。可依据其正式抵达现场时间的早晚进行排列。

（4）按照报名的先后顺序排列：举办大型招商会、展示会、博览会、各类专题学术研讨会或上述几种方式难以采用时，可依据来宾正式报名参加活动的顺序进行排列。

4. 待客礼仪

（1）选择适宜的招待时间和招待地点：公务性来访一般不宜选择午间、晚间休息时间作为招待来宾的时间,如无特殊原因,最好避开节假日。常规的招待地点有接待室、会客室、办公室等。室内应有必要的布置,比如桌椅、灯光、音响设备、饮水机等设施。环境应安静、安全和卫生,温度、湿度适宜。可根据来宾的身份选择具体招待地点,接待身份高贵的来宾,选择宾馆档次高的贵宾室;接待重要来宾,可选用专用的会客室;接待一般来宾,可在办公室。

（2）按照惯例,安排招待座次:我国礼仪惯例遵循"以右为上,居中为上,面门为上,以远为上,前排为上"的原则。

（3）热情款待:来宾到达之前,应事先准备好茶水等。来宾到达后,应热情问候、让座、斟茶倒水。招待过程中,准确突出来宾的身份,让来宾感受到热情和尊重。

（4）专心聆听,认真接访:与来宾交谈时,务必神情专注,认真倾听。因故必须暂时离开或接听电话,应先向来宾表示歉意。

 知识拓展

饮 茶 礼 仪

泡茶前首先要清洁茶具。斟茶水时,本着"浅茶满酒"的原则,每杯水只倒2/3即可。奉茶时,勿以手指拿捏茶杯边缘,应在杯子下半段1/2处,右手在上,左手在下托着茶杯,将茶杯搁置在客人右上方或方便拿取之处。两杯以上要使用托盘端茶,托盘勿置于前胸。要先给主宾和其他来宾奉茶,空间不便时,即依照顺时针的方向把茶水端给来宾。

二、乘 车 礼 仪

在日常生活和工作中,我们都离不开交通工具,乘坐这些交通工具时,作为一名职业人就必须遵守一定的规则,了解一定的乘车礼仪。

（一）乘车原则

1. 文明乘车,讲究顺序　乘坐轿车时,按照国际惯例,应当恭请位尊者先上车后下车,位卑者后上车先下车;乘坐公共交通工具,通常由位卑者先上车后下车,这样便于寻找座位,照顾尊者。

2. 对号入座,相互礼让　就座时应相互礼让。争座、抢座、不对号入座,都是不文明的失礼行为。乘车时,不仅对位尊者给予座位的谦让,对待同行,地位、身份相同者也应相互礼让。

3. 遵守秩序,律己敬人　在乘坐车辆时,尤其是在乘坐公共交通工具时,必须自觉遵守公共秩序,讲究公共道德。要处处严格要求自己,严于律己,对他人不得当的行为应宽容待之。

（二）招待来宾乘车礼仪

在接待来宾活动中，为来宾安排、准备专供使用的车辆，在座次安排、上下车顺序上亦应遵守礼仪规范。

1. 座次排序

（1）乘小轿车的座次：一般座次常规是右座高于左座，后座高于前座。司机驾驶时：以后排右座为首位，左侧次之，中间座位再次之，副驾座为末座（图5-1）。主人亲自驾驶时，以副驾座为首位，后排右侧次之，左侧再次之，而后排中间座为末席（图5-2）。主人夫妇驾车时：主人夫妇坐前座，客人夫妇坐后座。

（2）吉普车：无论是主人驾驶还是司机驾驶，都应以副驾座为尊，后排右侧次之，后

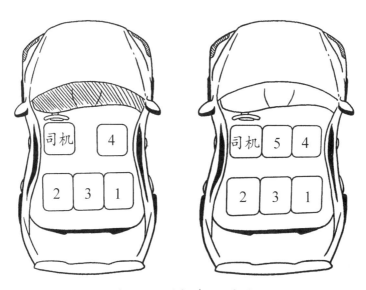

图 5-1　司机驾驶座次

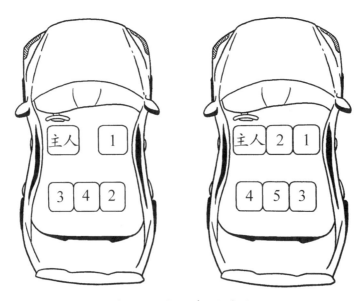

图 5-2　主人驾驶座次

排左侧为末席。上车时,后排位低者先上车,前排尊者后上。下车时前排客人先下,后排客人再下车(图5-3)。

(3)面包车或旅行车:接待团体客人时多采用旅行车接送客人。旅行车以司机座后第一排即前排为尊,后排依次为小。其座位的尊卑,依每排右侧往左侧递减(图5-4)。

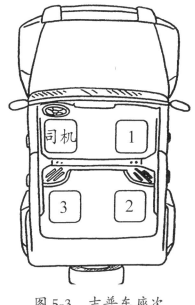

图5-3　吉普车座次

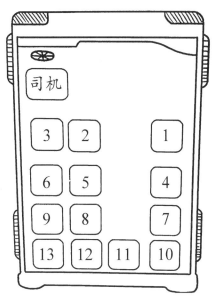

图5-4　面包车座次

2. 乘车的礼仪规范

(1)上车姿势:女性上车时仪态要优雅,入座时应站在车门后,弯曲身体,让臀部先坐到座位上,双腿并拢提起放入车内,略调整身体位置,坐端正后,关上车门。男性上车手扶着前座椅背,一脚先进入车内,然后身体往内慢慢坐下,同时抬起另一脚进入车内。

(2)下车姿势:女性下车时身体保持端坐姿势,侧头,伸出靠近车门的手打开车门,双脚膝盖并拢,抬起,同时移出车门外着地,一手撑着座位,一手轻靠门框,身体移近门边,再起身出车。男士下车应先将一脚踏出车外,一手扶着前座椅背,一手轻扶车门边缘,以支撑身体移出。

3. 陪同乘车礼仪　陪车时应遵循"客人为尊、长者为尊"的原则。

(1)上车时:车子开到客人跟前,帮助客人打开车门,请客人上车。若客人中有长辈,还应扶持其先上,自己再行入车内。

(2)下车时:接待人员应首先下车,帮助客人打开车门并以手挡住车门上框,协助客人下车。

三、宴 会 礼 仪

宴会礼仪是指人们在宴请、赴宴和进餐过程中,根据一定的风俗习惯约定俗成的程序和方法，在仪态、餐具使用、菜品食用等方面表现出的自律和敬人的行为。

（一）宴请礼仪

1. 宴请的准备工作　宴请通常都有明确的目的，一是为某人举行的宴请，如为某人接风、送行；二是为某件事而举行的宴请，如校庆、三甲医院通过评审等，也可是私事，如结婚、生子、乔迁等。宴请的准备工作包括确定宴请的目的、名义、对象、形式、时间和地点，再根据具体情况发请柬以及邀请客人。

（1）邀请：宴请的名义在公事宴请中很重要。不管是以某人或某事举行的宴请，须本着真诚友好的原则。如果为某人举行的宴请一般以个人名义发起邀请。如果为公事举行的邀请，较大规模的宴请应以单位的名义，较小范围的宴请以相关部门的主管领导的名义邀请比较合适。为某人而举行的邀请，应考虑邀请什么人，通常不能邀请与主宾有矛盾的人出席。为某事而设的邀请，需考虑所有与此事有关的人。公事邀请，应考虑请哪方面的人、哪一级别、多少人。确定邀请范围后，先草拟邀请名单，再进一步确认被邀请人的姓名、职务、称呼。

（2）宴请的形式：一般来说，比较正式、隆重的、人数不多的宴请以宴会的形式较合适。不太正式、人数较多的以冷餐会较为适合。比较简单但注重情趣的可选茶会或烧烤聚会。具有庆祝意义的可选酒会。

（3）宴请的时间：以主人、客人都觉得合适为好。为某人而举行的宴请，一般应征求主宾的意见。为某事举行的宴请，要选择一个最能达到理想效果的日子。如果邀请对象有外宾，应注意避免某些禁忌的日子。

（4）宴请的地点：根据宴请的形式、人数及隆重的程度决定。正式的宴会选择在较高档的大饭店；酒会和自助餐会应选择较大的场地；而便宴通常选择在一般的饭店或家里。

（5）请柬：正式的宴请应发请柬，既是礼貌，又可起到提醒客人备忘的作用。如果被邀请的对象是具有很高身份的人，还需单独发送邀请信，以表示诚意。请柬应提前1～2周发出，以便被邀请人安排时间。请柬的内容应包括宴请的形式、时间、地点、主人的姓名或单位名称。请柬发出后，应打电话给被邀请人，询问对方请柬是否收到，并请对方到时出席。确认邀请是为了表示邀请的诚意，还可以落实出席的情况，以便安排和调整席位。

2. 订菜的礼仪　订菜时应考虑来宾的喜好和禁忌，不能以主人自己的喜好决定。如果邀请宗教界人士，应特别注意尊重对方的宗教禁忌。荤素搭配合理，菜肴品种多样化，但应注意量力而行，追求特色。菜肴的数量和花色应根据宴会的规格在预算标准内考虑。

3. 座位的礼仪　一般的宴会，除自助餐、茶会及酒会外，主人必须安排客人的席次，不能以随便坐的方式，引起主客及其他客人的不满。如果宴会设在饭店或礼堂，圆桌2桌或2桌以上时，以背对饭厅或礼堂为正位，以右旁为大，左旁为小。如场地排有3桌，则以中间为大，右旁次之，左旁为小。桌席、席次的安排，以右为尊，左为次。遵守社会伦理、长幼有序、师生有别。座位的末座，一般不能安排女宾。由于席次安排尊卑，宾客一旦上桌坐定，就不可换来调去。

（二）赴宴礼仪

接到宴会邀请后，应尽早明确答复，以便主人妥善安排。如果临时因故无法出席，须尽早通知对方，深表歉意并作必要的解释。应邀参加宴会，应按时出席，一般可按规定时间提前或延后5分钟到达。抵达时，应主动向主人问好致意。进入餐厅时，男士应先开门，请女士进入。最得体的入座方式是从左侧入座。就餐时应举止得当，讲究礼节，使进餐气氛和谐友好。身体要端正，手肘不要放在桌面上，身体与餐桌的距离以便于使用餐具为佳，不可跷足。在正式宴会上，客人需待主人先拿起餐巾时，自己方可拿起餐巾。主人祝酒致辞时，应停止一切活动，认真聆听。主人前来碰杯或相互间碰杯时，应目视对方，面带微笑，点头致意。宴请结束，应有礼貌地主动向主人握手道谢。参加正式宴会后的2～3天，也可向主人书面致谢。

 知识拓展

西 餐 礼 仪

西餐餐具主要是刀、叉、匙、盘、杯、碟等。餐具一般在就餐前都已摆好。放在每人面前的是食盘或汤盘，盘较大，左边放叉，右边放刀。刀叉的数目与菜的道数相当。使用刀叉的顺序是按上菜的顺序，由外至里排列。进餐时，不应手持刀叉比划着与人说话，刀叉尽量不要发出声音。使用刀叉的基本原则是右手持刀或汤匙，左手拿叉。刀叉的拿法是轻握尾端，示指按在柄上。汤匙则用握笔的方式拿即可。对体积较大的蔬菜，可用刀叉来折叠、分切。较软的食物可放在叉子平面上，用刀整理一下。如果想放下刀叉略作休息，应把刀叉以"八"字形状摆在盘子中央。用餐后，将刀叉摆在四点钟方向即可。

四、会 议 礼 仪

会议是一种经常性的公务活动，是对某个问题进行讨论、研究、解决的一种社会活动形式。要想取得良好的效果就必须遵守一定的会议礼仪。会议规格越高，其礼仪要求就越讲究，如洽谈会、专题会、发布会等。良好的会议风范，既是尊重自己也是尊重别人。

（一）会议前礼仪

在会议前的准备工作中，需要注意以下几个方面：

1. 时间　要告之参会人员，会议开始时间和要进行多长时间。

2. 地点　会议在什么地点进行。

3. 人物　确定会议有哪些人要来。

4. 议题　本次会议要讨论哪些问题。

5. 物品的准备　根据这次会议的类型、目的备齐所需用物。

6. 会议座次的安排　方桌会议时要特别注意座次的安排，若只有一位领导时，应坐在方形会议桌最短边部分或是比较靠里的位置，面门而坐；若由主客双方来参加的会议，一般分两侧就座，主人坐在会议桌的右边，客人坐在会议桌的左边。圆桌会议时不用过多拘泥礼节，但要以门作为基准点，靠里、面门的位置为主要的座位。

（二）会议中的礼仪

1. 主持人礼仪　会议的主持人一般由具有一定职位的人来担任，其主要作用是介绍参会人员，控制会议进程、时间等。主持人要着装得体，举止文明，大方庄重，精神饱满，走上主席台时步伐稳健。站立主持时，应双腿并拢，腰背挺直，单手持讲稿时，应用右手持稿底的中部，左手自然下垂。双手持讲稿时应与胸齐高。坐着主持时，上身挺直，双臂前伸，两手轻按于桌沿。主持过程中，切忌出现搔头、揉眼等不雅动作。主持人同时还必须熟悉议程方可应付一切突发性问题。会议开始时主持人应告之参加会议的注意事项。根据会议性质调节会议气氛，维持会场秩序。

2. 发言人礼仪　会议发言有正式和自由发言两种，前者一般是领导报告，后者一般是讨论发言。

（1）正式发言人衣冠整齐，走上主席台应步态自然，刚劲有力，发言时口齿清晰，简明扼要，讲究逻辑。如果是书面发言要时常抬头扫视一下会场，不能只顾低头读稿，旁若无人。发言完毕应对听众表示感谢。

（2）自由发言时要注意讲究顺序和秩序，不能争抢发言；发言应简短，观点明确；与他人有分歧时应态度平和、以理服人，听从主持人的指挥，不能只顾自己。

（3）会议参加者对发言人提问，应礼貌作答，对不能回答的问题应机智而礼貌地说明理由；对提问人的批评和意见应认真听取，即使意见是错误的，也不应恶语相击而失态。

3. 参会者礼仪　会议参加者应衣着整洁，仪表大方，准时入场，进出有序，依会议安排落座。开会时应认真聆听，做好会议记录，手机调至静音，不可私下交头接耳，小声说话。发言人发言结束时，应鼓掌致意。会议中不要随意走动，确实需要中途退场动作要轻，不影响他人。

（三）会后礼仪

在会议完毕之后同样要遵守礼仪规范，认真有礼地做好后续工作使其获得圆满成功。会后礼仪包括：

1. 传达会议精神　将会议上所做出的决定，以文件形式下发，会议一般要有文字记录，有专人负责相关事务的跟进。

2. 整理会议材料　会议中所作出的决定，或一些保密性的文件，请工作人员及时将其整理出来，并做好后续工作。

3. 预订返程票　主办方应尽地主之谊，为外地参会者定购返程车、船、飞机票，并安排工作人员、车辆送行。

五、参 观 礼 仪

参观是指有计划、有准备地对特定项目进行实地考察。参观的具体项目，在一定程度上应该与自己的业务范围相关。参观礼仪，是指人们在参观时应遵守的行为规范和准则，是树立单位形象，维护公共道德的有效手段。

（一）参观前礼仪

1. 选定项目　参观项目的正式确定，一般应由双方确定，但当参观者不太了解情况时，也可由接待方根据情况确定。无论哪种形式，都应坚持如下原则：

（1）针对性：参观项目可选定对自己最主要、最具实际价值的项目。安排具体的参观项目时，要考虑到费用大小、时间长短、路途远近、交通便捷，从实际情况出发，坚持量力而行。

（2）统一性：参观项目的选定应照顾到大多数人的意愿，要了解参观者的兴趣，适合其专业特长，这样才能调动参观者的积极性，从而达到参观的效果。

（3）守法性：参观任何项目都应遵守国家法律和特殊行业的特殊规定。如涉及国家和企业的机密项目就不能随意安排参观。

（4）应急性：要确保参观不受天气、交通等客观条件的干扰，对每个参观项目都应至少准备一个应急预案。

2. 制订计划　进行正式参观前，应提前做好参观计划。参观计划主要包括：参观项目、参观人数、参观负责人以及工作人员、起止时间、交通工具、安全保健、饮食住宿、费用预算等。以上计划制订后，应报请上级领导批准，批准后，应和东道主进行沟通并逐项落实。

3. 了解背景　为了使参观者对参观项目有一个全面的了解和认识，并且在参观时，目标明确，重点突出，所以很有必要在参观前了解参观项目的背景，避免在参观时提出不合时宜的问题。

4. 明确分工　确定参观人数、负责人以及工作人员后，为了使参观顺利进行，在参观前，对全体参观者进行必要的分工：领队、接洽、应酬、翻译、交通、膳食、医疗、安全等具体工作都应落实到具体的人，使每件事都有专人负责。在合理分工后，应及时向所有的参观者通报，让参观者心中有数，以备后患。

（二）参观时礼仪

1. 服饰大方，场合适宜　参观者的服饰根据参观项目来确定，要应时、应景。在参观学校、医院、机关时应着正装或按规定着装，或者在现场按要求换装；参观旅游景点时，应着便装；为了方便记录，参观者应准备两支以上的笔和卡片纸，如果在参观时，需录音、拍照或摄像，还应备齐录音笔、照相机和摄像机，但必须征得接待方的同意。

2. 遵守制度，文明道德　所有的参观者都应严格遵守接待方有关参观的具体规定，不能明知故犯。

（1）把握时间，明确内容：每一个参观项目都有具体的时间和内容，与参观者的身份、地位直接相关。所以参观者要准确定位，不要向接待方提出过分的要求，如超过规定的时间，接待方将难以接待。

（2）确定路线，遵守条款：参观者要严格遵守参观项目所规定的参观路线，以使参观秩序井然地进行。要严格遵守参观现场明文禁止的条款，不能做出造成其他参观者困扰的行为和威胁其他参观者人身安全的行为，更不能做出任何抵触本国法律或是治安条例的行为；还要遵守主办单位的规定，禁止吸烟，参观者不得擅自闯禁区。

（3）严守秘密，尊重产权：涉及专利、机密的参观项目，参观者要为之保密，不可公开宣传、不可接受媒体采访、不可向非相关人士进行传达，或作为自己的成果发表、申请专利等不道德行为。

3. 礼貌待人，行为自律　参观时，尽量不要遮挡他人的视线，不要随意打断介绍人的介绍，也不要大声发表自己的意见，严禁不打招呼随意离队，在遇到其他参观者时，应礼貌致意。

4. 珍惜机会，注重实效　在参观前，还应根据每位参观者的个人特长，把提问、记录、录音、拍照等具体任务分配下去。这样在参观时，参观人员就可各司其职、目标明确，便于更详细、全面地了解情况。

（1）抓住重点，仔细观察：参观者应对参观项目进行仔细观察，特别是对一些需要重点了解的地方更应进行认真细致的考察。

（2）认真倾听，不耻下问：参观者参观时应认真倾听主办方和讲解员的介绍，对一些重要资料和数据应加以牢记，对没听清楚的内容应进行核实，对有疑问或弄不懂的问题应及时向现场工作人员询问。

（3）详细记载，反复核实：参观者应利用拍照、摄像、录音、笔录等一切方式为自己的参观做好记录，记录的重点是数据、图表、模型、实物等，记录后应反复核实。

（4）整理记录，及时总结：参观后，参观者应对参观记录整理、归纳，并加以总结，及时写出参观汇报，以取得良好的参观效果。

【任务实施】

1. 请同学组合，4～6人一组，认真查看李晓仪的案例，讨论分析是什么原因护士长两次批评了李晓仪；

2. 请写出案例中的李晓仪存在问题，至少两条，并提出改进方案；

3. 汇报、交流、分享学习成果，相互学习借鉴；

4. 请老师和其他同学评价学习效果。

【任务评价】

表 5-1　学习评价表

评价项目	评价内容	自评	互评	教师点评
礼仪知识	能够准确说出接待礼仪的基本原则； 能够准确说出乘车礼仪的座次顺序； 能够准确说出宴会和会议礼仪的原则			
礼仪技能	能够正确辨别接待礼仪规范的正误； 在提出改进方案的同时，能够正确演示护 士接待礼仪规范； 能够对其他同学接待礼仪的正确与否进行 正确判断； 注重课堂中的行为礼仪，团队合作融洽			
礼仪态度	态度诚恳，注重礼仪习惯的养成； 善于沟通，在学习过程中处处体现出较强 的礼仪素质			
综合评价				
努力方向				

【任务拓展】

〖**基础**〗　李晓仪认为，护士学习日常接待礼仪是十分必要的，你的想法跟她一样吗？请至少列举出 3 条理由。

〖**提高**〗　我国一直有"礼仪之邦"的美称，自古以来有很多接待礼仪佳话，请加以收集，并在分享活动中交流。

〖**挑战**〗　你院拟举办国际护理沙龙，请你设计一个合理的接待方案。

（宋海燕）

任务二　护士日常送别工作

【情景呈现】

情景一

重阳节前一天，护士长安排李晓仪去准备一些小礼物，赠送给在重阳节出院的三位老年患者。晓仪高兴地接受了这个任务，几小时后，她兴冲冲地抱着礼物回来了，护士长一看，晓仪买来的全是各种各样的零食。护士长连连摇头。

情景二

李晓仪在医院新生儿科轮科,看到这样一件事。被诊断"新生儿窒息"的患儿出院,责任护士小王专门送给了家属一个小小的笔记本,上面有宝宝的脚印,还有护士小王每天记录的一句关于宝宝情况的话语。家属爱不释手地认真查看了每一页,并激动地对护士小王连声说着谢谢。

【情景分析】

请认真查看并分析以上情景,你觉得晓仪的想法和做法正确吗?你觉得护士长会准备什么样的礼物呢?为什么?你赞成护士小王的做法吗?

礼貌道别,给对方美好的回味,让日常交往有一个圆满、愉快的收尾,可以为下次愉快沟通做好铺垫。护士的日常送别礼仪也是护理职业对护士内在素质的要求,可以直接影响患者对护士乃至医院的整体评价,患者出院时,护士规范得体的送行和祝福能够传递给患者值得信赖的良好印象。

护士日常送别礼仪包括事先准备工作、送别形式、馈赠礼仪等内容,在工作过程中要注意具体情景和对象,灵活使用,不要千篇一律。同学们,让我们现在就开始学习吧!

【任务准备】

物品准备

准备《护理礼仪》教材、护士服、桌椅、水杯、笔、纸、模拟礼品盒等物品。

知识准备

一、送 别 礼 仪

送别是在与来宾离别之际,出于礼貌,陪对方一同行走一段路程,或者特意前往来宾启程之处,与之告别,这关系着来宾对接待方的最后印象。热情有礼的送别可以给来宾留下美好的印象,为以后的往来奠定基础。

(一)事前准备工作

1. 安排合适的交通工具 事前征询来宾意见,了解来宾有无需要帮忙和代劳之事。对于远道而来的来宾,为尽地主之谊,应及时预订返程票,并安排送行人员和车辆。如有必要可准备适当的纪念品,在离别时赠送。

2. 确定时间 负责送别来宾的接待人员,一定要提前与来宾商定双方会合的时间与地点。具体时间与地点的确定,通常应主随客便。要求接待人员提前到场,时间上要留有适当的余地。

(二)送别形式

圆满周到的欢送仪式,可以使来宾满意而归,并留下美好的回忆。送别方式通常有以下几种:

1. 道别 道别通常应当由来宾先提出来,假如主人首先与来宾道别,难免会给人下逐客令的感觉。在道别时,来宾往往会说"就此告辞""以后多联系",主人需回应"一路顺风""旅途平安"。有时,宾主双方还会向对方互道"再见",叮嘱对方"多多保重"。

2. 饯别　又称饯行。在来宾离别之前,专门为对方举行饯别宴会,这样在形式上显得热烈而隆重,还会使对方产生备受重视之感,加深宾主之间的友谊。

3. 话别　与来宾话别的时间,一要讲究主随客便,二要注意预先相告。话别地点一般选择在来宾入住的酒店、接待方的会客室或是在为来宾饯行的宴会上。话别的主要内容有:表达惜别之意;听取来宾的意见或建议;了解来宾有无需要帮忙代劳之事;向来宾赠送纪念性礼品。

4. 送行　在接待工作中需要为之安排送行的对象主要有:正式来访的外国贵宾、远道而来的重要客人、关系密切的协作单位的负责人、重要合作单位的有关人员、年老体弱的来访之人、携带行李较多的来宾等。

（1）办公室送客礼:来宾离开办公室时,办公室其他员工见来宾离开应该马上站起,面带微笑地说一声"再见!",来宾走远后,方可关门,关门时动作要轻。

（2）电梯口送客礼:将来宾送到电梯口时,送行人员在电梯门关上之前,都要对来宾注目相送,等电梯即将关上的一刹那,挥手示意或行鞠躬礼,并热情地说"一路顺风!再见!"。

（3）大门口送客礼:送行人员将来宾送到大门口,应握手道别,同时说声"欢迎下次来访,再见!"目送来宾远离后方可离开。

（4）汽车旁送客礼:送行人员应将来宾一直送到车旁,在车辆即将启动时,挥手示意,并说"请注意安全! 再见!",目送车子远离后方可离开。

（5）车站、码头、机场送客礼:当送来宾到达车站、码头、机场时,要耐心等待来宾离开,不要表现得心神不宁,以免来宾误解。在机场,要等来宾通过安检后再离开。

 边学边练

下课送老师出教室,周末送同学出校门,坚持一个月后与同学交流一下你的体会。

二、馈赠礼仪

（一）礼品选择的原则

选择礼品应遵循实用性、纪念性、象征性、独创性、时尚性、对象性原则。

1. 实用性　礼品选择要具有实用性,送上一份客人喜欢而又可以经常使用的礼物,会使之有特别愉悦和满足的感觉。

2. 纪念性　常言道"千里送鹅毛,礼轻情意重"。多数情况,礼品应突出其纪念意义,不必过分强调它的价值和价格。

3. 象征性　在馈赠礼品时,有时需要讲究寓意,具有象征性。比如在喜庆的日子里,送礼物送双份,表示"好事成双";探望生病的人送苹果寓意"平安康复";送玫瑰表示"一见钟情"等。

4. 独创性　选购礼品时应突出构思巧妙、富有创意。独具匠心的礼品能让人耳目一新,爱不释手,体现了受赠者在送礼者心目中的地位。

5. 时尚性　选择礼品时,要注意时尚潮流,不要选择过时、落伍的物品,以免让人感到搪塞、应付,导致受赠者的误解。

6. 对象性　礼品选择还应根据不同对象进行购买。在馈赠礼品前,最好先了解别人的喜好和需要,切忌盲目送礼。特别是看望病人,更应根据不同的病情,比如术后病人,应送高蛋白的食品;耳鼻喉口的病人不宜送鲜花等。

(二)礼品的包装

赠送的礼品要进行包装,精美的包装本身就表示对对方的尊重,会增加赠送的效果。包装礼品前一定要把礼品的价格标签取掉。易碎的礼品一定要装在硬质材料的盒子里,然后填充防震材料,如海绵、棉花等,外面再用礼品纸包装。选择包装纸要注意从色彩、图案等方面综合考虑,不宜选用纯白、纯黑色包装纸,最好使用彩色包装。要注意有些国家和民族的人对色彩与图案有不同的理解。如果礼品是托人转交为了保证受礼人知晓礼品的来源,可以在礼品包装好后,把送礼人的名片放在一个小信封中,粘贴在礼品纸上。

(三)赠送礼的方式

1. 公务赠送礼品　如果是会谈、会见等活动,一般由最高职位的人代表本方向对方人员赠送礼品。赠送也应遵循"尊者优先"的原则,应从地位最高的人开始,同一级别的人员中应先赠女士后赠男士,先赠年长者后赠年少者。赠送礼品应双手奉送,或者用右手呈交,避免用左手。有些国家的人在接受礼品时有推辞的习惯,但这只是一种礼节,并不代表拒绝。如果赠送的礼品确实没有贿赂之意,则应大胆坚持片刻。如果对方坚持拒收,则可能确实有不能接受的理由,此时不能一再强求,也不应表现出不高兴的情绪。

2. 个人赠送礼品　私人赠送礼品看起来很简单,但其中也有一些需要注意的方面。要双手接捧对方递过来的礼物,同时要面带微笑。对收到的礼物一定要表示喜欢和谢意,切忌第一句话就问"这东西很贵吧"或当场表示不喜欢。朋友送的礼物,双手接过后,切忌随手把礼物丢在一边,这是表示对礼物的不喜欢或是对送礼人的不屑。不能将礼物很快转送给别人,如果收的礼物确实是自己用不到的,转送别人时,应尽量送给与送礼人不相识、距离远的人。一般不当面拒绝礼品。如果认为对方的礼品考虑欠妥,应在事后及时予以说明,取得对方的谅解后再行退还。一般而言,东方人接受礼品时,在表示感谢后,往往会把礼品收起来,而西方人往往习惯于当场打开礼品,表示赞美,有时还会表示礼品正是自己期待已久的物品等。西方的习惯一般在收到礼品一周之后,会写一封信表示感谢。收到寄来的礼品时,应及时回复短信或名片致谢。

3. 人多的场合赠送礼品　首先要考虑礼品的数量、礼品发放的范围、礼品的种类。在人多的场合发放礼品,往往可能会漏掉一些人,因此,要格外小心礼品的数量。宁可多备一些,不可少发,否则会导致尴尬。另外,人多场合赠送的礼品不宜具有针对个人的倾向。

(四)赠送礼仪禁忌

1. 不适宜赠送的物品

(1)刀:赠送刀子被认为含有一刀两断的意思,应避免选作礼品。但有两种刀有时可以作为礼品赠送:一种是特别富有民族特色的礼品刀(如阿拉伯弯刀),另外一种就是瑞士军刀。

(2)钟和鞋子:钟代表死亡或代表浪费时间,鞋子往往被认为不洁或不吉利,都应避免作为礼品。

(3)药品:药品与疾病、不健康或死亡相联系,但保健品除外。

(4)动植物活体、生鲜食品、种子:不宜送外国来访客人,许多国家有很严格的动、植物检疫法,不允许此类东西进入国门。

2. 数字禁忌　西方人忌讳"13",中国、日本和朝鲜忌讳"4"。

3. 色彩禁忌　中国人忌讳白色,认为是不吉利和悲哀的寓意;欧美人不喜欢黑色,但是喜欢白色,认为白色代表纯洁;巴西、墨西哥人认为紫色表示悲伤,黄色是凶丧之色;日本人不喜欢黑色、绿色等。

4. 图案禁忌　英国人忌讳大象图案,瑞士人忌讳猫头鹰图案,澳大利亚不喜欢兔子图案等。

(五)回礼的时机与方式

一般而言,来客赠送了礼品,主人应回礼。回礼的方式可以有很多种,既可以回赠礼品,也可以用款待对方的方式来回礼。如果是回赠礼品,应注意以下几点:

1. 不超值　回礼的价值一般不应超过对方赠送的礼品,否则会给人攀比之感。

2. 时机合适　收到赠送的礼品,回礼时应该有一个恰当的理由和合适的时机,分别时是最好的回礼时机之一。不能为了回礼而不管时间、地点,单纯回送等值的物品。

 边学边练

教师节,给你喜欢的老师赠送合适的礼物,并分析赠送的理由。

【任务实施】

1. 请同学组合,4~6人一组,认真查看以上情景,讨论分析是什么引发了案例中的结果;

2. 你认为情景中的哪个人物值得学习，请写出至少两条，并说明原因；

3. 你认为情景中的人物存在哪些问题，请写出至少两条，并提出改进方案；

4. 观察小组或班级中的其他同学，找出她们平时在送别礼仪中存在的问题，逐一记录下来，并提出改进措施；

5. 汇报、交流、分析学习成果，相互学习借鉴；

6. 请老师和其他同学评价学习效果。

【任务评价】

表 5-2　学习评价表

评价项目	评价内容	自评	互评	教师点评
礼仪知识	能够准确说出送别礼仪的形式； 能够准确说出馈赠礼仪的原则； 能够准确说出馈赠礼仪的禁忌			
礼仪技能	通过认真观察，能够准确辨别送别礼仪的正误，并提出正确的改进方案； 在提出改进方案的同时，能够正确演示护士送别礼仪规范； 能够对其他同学送别礼仪的正确与否进行正确判断； 注重学习中的沟通礼仪，团队合作融洽			
礼仪态度	态度诚恳，注重礼仪习惯的养成； 善于沟通，在学习过程中处处体现出较强的礼仪素质			
综合评价				
努力方向				

【任务拓展】

〖基础〗　不同年龄患者出院，你如何送别？

〖提高〗　作为护理人员，在送一位新加坡国籍的女患者出院，你应该如何做？

〖挑战〗　国际护理沙龙在你院举办，有10名不同国籍的专家，你选择赠送什么礼品？如何赠送？

李晓仪日记

　　我的护士梦想终于实现了。我已经是市人民医院的一名正式护士。

　　在校期间我学习了如何塑造得体的护士职业形象、如何在护理工作中塑造仪态美、怎样说话最能打动人心、护士如何借助语言表达自己以及护士在医院内的交往礼仪。入职后我明白护士不仅要外表美、行为举止符合规范，在日常接待中还要遵循很多礼仪规范的要求，才能表达我们对患者的仁爱，对同行的友爱，对其他所有人的关爱！

文明礼仪是打开心扉的一把钥匙，是交流思想的窗口，是沟通感情的桥梁，是协调人际关系的润滑剂。接待礼仪体现在具体事务活动和安排中，更体现医院的姿态和形象。

《西方礼仪集萃》一书开篇写道："表面上礼仪有无数的清规戒律，但其根本目的在于使世界成为一个充满生活乐趣的地方，使人变得和易近人。"我今后要更加认真学习，不断训练，时刻注意培养自己的礼仪素质，争取成为一名谦和有礼的"白衣天使"。

加油！每天遇见更优秀的自己！

（宋海燕）

项目六 | 各部门护理工作礼仪

项目六 数字内容

1. 具有尊敬患者、为患者提供优质护理服务的理念。
2. 掌握门、急诊护理工作中的礼仪规范。
3. 熟悉手术室、病区护理工作中的礼仪规范。
4. 了解各部门的工作内容和特点。
5. 学会在各个工作部门熟练应用规范礼仪,体现尊重并与患者平等友好沟通,为患者提供优质服务。

【项目说明】

本项目的学习重点是各部门护理工作中的礼仪规范;学习难点是根据不同的工作部门灵活应用礼仪规范;学习过程中应注意始终用礼仪标准规范自己的言行,并将礼仪规范灵活应用于具体的护理工作实践之中。

各部门护理工作礼仪是护士在不同的部门和岗位从事护理工作时应遵循的行为规范,是护士礼仪修养的综合体现,也是护士职业道德修养的外在表现。良好的礼仪修养可以增进护患关系,营造和谐的工作氛围,促进患者的康复。本项目是护理礼仪在门诊、急诊、手术室、病区等不同部门和不同岗位的具体实践,是护士基础礼仪、工作礼仪、日常礼仪等内容的综合应用。通过学习实践护理工作礼仪,让护士的职业美在大方得体的形象、亲切友好的态度、优雅规范的举止中充分展现。

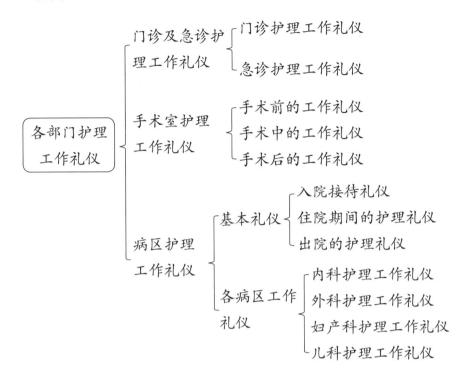

任务一 门诊及急诊护士工作礼仪

【情景呈现】

情景一

李晓仪这个月轮换的科室是门诊。作为一名门诊护士，每天她都会提前做好准备，穿好工作服，化职业淡妆，以良好的精神状态开始一天的工作。今天患者王某因急性阑尾炎需立即收入院治疗。李晓仪搀扶患者坐稳并协助家属办理入院手续，用轮椅护送患者到外科住院病区，路上还不停地安慰患者不要紧张。到了病房，家属和患者对李晓仪说："谢谢您！您让我们心里踏实了好多！"

情景二

今天，李晓仪从门诊轮换到急诊科工作。刚上班，李晓仪就接诊了一位需立即手术的"肠梗阻"病人。遵医嘱需马上建立静脉通道。李晓仪想着在门诊的礼仪规范，就面带微笑地推着治疗车，不疾不徐地走到病床边，一边让患者不要着急，一边准备静脉穿刺，可是由于患者较胖导致穿刺失败。患者家属见状怒气冲冲。护士长立即过来重新静脉穿刺成功，迅速做好术前准备送患者进了手术室，平息了患者家属的怒气。

【情景分析】

请同学们认真分析以上情景，为什么门诊家属表示感谢，而急诊家属却怒气冲冲？请说明原因。

门诊是患者就医的主要场所，是医院面对患者和社会的"窗口"，也是患者与医护人员接触的"第一关"。门诊护士无形中成为医院对外的形象代表，护士的服务态度、服务水平、职业形象直接影响着患者对医院服务质量的评价。大方得体的护士职业形象、热情真诚的服务态度、优雅规范的行为举止是门诊护士的礼仪目标，在学习过程中一定要注重细节和整体，全方位地塑造护士的职业形象。

急诊是医院中重症患者最集中、病种最多、抢救和管理任务最重的科室，是所有急诊患者入院治疗的必经之路。急诊护士的言行举止直接影响着医院的形象和声誉。

同学们，你也想给患者及家属留下良好的印象吗？赶紧从今天开始学习和实践门、急诊护理工作礼仪知识吧！

【任务准备】

物品准备

准备全套护士服、轮椅、平车、治疗盘、生命体征测量物品、首次护理评估表等相关用物。

知识准备

随着社会经济的不断发展和人民生活水平的提高，人们对护理服务的需求呈现出多元化、高品质的趋势。医学模式的改变以及护理学科的自身发展，使护理工作的内容已从单纯的完成护理项目，发展到对患者需求的全面关注，要求护士在护理实践过程中，愈来愈注重为患者提供全身心、全方位的优质护理服务。因此，符合护理专业行为规范和职业文化特征的礼仪应当成为每一名护士必须要具备的职业素养，并自觉将之付诸于护理行为的全过程中。护士应树立以"患者为中心"的服务理念，变被动式服务为主动式服务，要充分认识到服务工作须从细节做起，让患者在就医过程中不仅得到高质量的技术服务，更得到精神上的安慰和情感上的沟通，得到尊重和帮助。护士礼仪使护士在护理实践中展现出明礼诚信、优雅端庄、体恤同情、语言亲切的职业形象和严谨、务实、精益求精的工作作风，为更好地维护和促进人民群众的健康贡献力量。

一、门诊护理工作礼仪

门诊是患者就医的主要场所，也是代表医院形象和面向社会的窗口。门诊具有患者多、流动性大的特点，护士常常是医院工作人员中与患者见面的第一人，给患者留下的印象是很深刻的。护士每天要面对大量寻求帮助的对象和不计其数的咨询，同时，患者由于身体的不适和环境的陌生，往往伴有焦虑、恐惧、悲观等负面情绪。因此，门诊护士的一言一行、一举一动都会影响患者的情绪。门诊护士与患者交往时，要举止大方、主动热情、谈吐有礼，在处理就诊工作时，要思维敏捷、操作娴熟等。

患者在求医的过程中需要护士的专业引导和帮助，门诊护士的礼仪服务能将医院的服务理念和服务质量在第一时间传达给患者。对求医者来说，人性化、体贴式的服务不仅可以让患者看病安心，也可提升门诊的服务质量，无论对患者还是医院都起到了积极的作用。门诊工作礼仪包括以下方面：

（一）布局合理、环境舒适

患者的候诊和就诊环境要布局合理、宽敞明亮、干净整洁。在各楼层扶梯、电梯口及候诊区设清晰显眼的指示标志。候诊及就诊流程合理，患者就诊有序，环境安静舒适。可提供饮水、报刊、音乐或电视，让等候的患者感觉贴心。室内卫生干净，无异味。过道两边可适当摆放花草、装饰宣传壁画或健康宣传专栏，营造温馨、舒适、安全、舒心的就医环境。

（二）仪表端庄、举止大方

护士的基本姿态、操作动作以及体态语言，是护患之间非语言沟通的重要内容。护士的仪容仪表、行为举止既要维护职业的严肃性，同时也要展示护士的形象美，给人以自信、稳重、优美的感觉。护士工作着装要大方合体，保持干净平整，工作牌清晰端正，护士帽干净挺立，发饰素雅，给人以端庄得体的感觉。护士表情自然、笑容亲切、目光和蔼，给人以真诚友善的感觉。护士行为举止自然大方，操作时动作娴熟、轻稳、规范，给人以安全可信的感觉。门诊护士的良好职业形象，为患者的就诊体验奠定了良好的基础。

（三）热情接待、主动服务

门诊护士应主动服务，做到主动关注、主动问候、及时回应。细心关注患者的需求，及时耐心地解答患者疑问，向患者介绍医院的概况以及专科特色，介绍医生的诊疗特长，为患者就诊给予合理的指导。对初次就诊或远道而来的患者，特别是文化层次较低的患者，应给予更多的帮助，如就诊程序的指导、医院环境及开展的新业务等的介绍；对某些特殊患者，在必要时全程陪同患者就诊。

 知识拓展

门诊患者的心理特征

1. 陌生、恐惧的心理　特别是首次就诊的患者，由于对环境的陌生、对就诊程序的不理解以及对自己健康的担心会产生惧怕心理。

2. 焦虑烦躁的心理　由于诊疗过程中，各项检查、缴费等手续导致患者要多次往返于各部门和诊室，求治心切和繁复的程序易激发情绪失控。

3. 期望药到病除的心理　患者总期望立竿见影药到病除，或及早确诊，特别是慢性病患者，因长期求医、心理压力大，易把不良情绪带到就医过程中。

4. 心存疑虑的矛盾心理　患者在就诊时既希望得到有效的治疗，又对医生的能力和诊治心存疑虑。

（四）体谅患者、心态平和

门诊患者大都处于迷茫、痛苦、焦虑状态，甚至把不愉快的就诊体验发泄到护士身上，这就需要门诊护士学会换位思考，想患者之所想，急患者之所急，及时发现患者的内在需求，进一步提高自己的工作效率和工作质量。此外，门诊护士还应学会自我调节，在繁重的工作岗位上保持平和的心态，注意说话时的语气、语调和表情。

（五）有效沟通、耐心倾听

门诊护士不但要具有良好的职业道德，还要具有丰富的专业知识和良好的语言沟通技巧。门诊护士应注重患者的心理变化，通过沟通了解患者需求并及时为患者提供服务。尊重对方，称呼得体，对年长者应用尊称；对年龄和自己相仿的可称姓名。对投诉的患者，先要稳定其情绪，耐心倾听，如对患者造成不便应主动致歉，做好解释工作并积极协调解决问题。在接诊时使用"请""您""对不起""谢谢"等礼貌用语。与患者交流时还须注意声调不宜太高，目光平视伴以微笑，不可一边说话一边做其他事情，以免使对方感到被敷衍或不尊重。

（六）细致服务、人性关怀

门诊护士的服务应做到"五勤"（脑勤、眼勤、口勤、手勤、脚勤）、"四心"（爱心、热心、细心、耐心）、"三问"（问好、问病情、问需要）。服务应关注需求、注重细节，如主动倒水、协助母亲护理婴幼儿、为行动不便者提供轮椅、对年老体弱的患者主动搀扶，必要时全程陪同就医等，从细节中体现对患者的关怀，提升护理服务的内涵和水平，提高患者的满意度。

（七）健康教育、形式多样

随着人类健康需求的不断提高，健康保健知识的宣传已经成为护理工作中必不可少的一部分，门诊护士应抓住患者候诊就诊的时机，利用宣传电视片、手册、板报等形式向患者宣传科学的预防保健知识，注意抓住时机、表达清晰、通俗易懂。

 知识拓展

运送患者的礼仪

在患者入院、接受检查或手术时，凡不能自行移动的患者均需要根据病情选择不同的运送工具，如平车、轮椅等。在运送过程中要注意以下礼仪：

1. 推车时，不可急躁，速度要慢，保持平稳，以免患者感觉不适和发生意外。

2. 身体与平车或轮椅保持一定距离，两臂把稳方向，抬头、挺胸收腹、躯干略前倾。

3. 使用平车时，患者的头部位于大轮子一端，小轮子位于前方，便于掌握方向，护士应站在靠近患者的头端一侧，随时观察患者病情；上坡时，患者头部置于高位，体现细心关怀。

4. 轮椅进入电梯后应调整方向,避免患者面壁而坐。

5. 推行过程中要注意保持和患者的交流,面带微笑,不应沉默寡言。

二、急诊护理工作礼仪

急诊是接诊救治危急重患者的特殊场所,急诊患者的特点是发病急、病情重、发展快,易导致患者惊慌,从而对急诊科的护理工作提出了更高要求。一名合格的急诊护士,除了具备良好的身体素质、健康的心理素质和精湛的业务素质外,还需要培养良好的礼仪素质,表现为沉稳冷静、临危不乱、体贴关怀、急不失礼、忙不失仪。若遇到急症、重症患者、意外灾害、法律纠纷、刑事伤害、交通事故等事件,急诊护士应具备一定的法律常识,能及时与相关人员和部门联系,沉着冷静,做好适当安慰、理解和疏导工作,尽快消除患者家属的紧张情绪。

 知识拓展

急诊患者的心理特征

1. 焦急、焦虑心理　急症患者因起病急、病情重、躯体症状明显,再加上大多数患者对疾病缺乏了解,对病症后果无法预测,易产生焦急心理。

2. 紧张、恐惧心理　急诊患者一方面缺乏足够的思想准备,另一方面对医院环境、抢救设备和各种操作技术陌生,故常表现出精神紧张、惊恐不安。

3. 暴躁易怒　急诊患者由于病情急、危、重,自控能力下降,就诊时稍有不顺,就会产生怨言,甚至出现过激行为,表现为不与医护人员合作、自行拔除各种导管,或者大吵大闹等。

(一)稳重沉着、处置果断

急诊工作具有紧急性和不稳定性的特点,急诊抢救的目的是在最短的时间里采取有效措施,应本着"时间就是生命"的原则,为进一步治疗争取时间,在抢救现场应做到观察入微、反应敏捷、急而不慌。患者来时,护士应立即主动迎接,行动敏捷,切忌不紧不慢,漠不关心。面对病情危重者要沉着冷静,马上通知医生,尽快询问情况,果断采取给氧、建立静脉通道等有效措施,救治工作决策要果断,方法要正确,措施要得力,充分体现护士处置问题的及时性、针对性和有效性,增强患者和家属对护士的信任。

(二)陈述利弊、稳定情绪

急诊患者心理较为复杂,对医护人员的言谈举止非常敏感,急诊护士语言要把握分寸,语气要柔和礼貌,态度应真诚友善,举止有度,给予患者心理上的支持,在全力配合医生急救的同时,向患者及家属进行必要的解释和安慰,陈述利害,稳定患者及家属的情绪。对话要简练有针对性,突出重点,在处理棘手问题时要表现出沉稳冷静、果断有序。善于应用非语言交流技巧,如面部表情、目光接触、身体的姿势、必要的抚触等,护士迅速、敏捷、镇定、果断的表现能使患者和家属安心,情绪稳定,配合救治。

(三)给予理解、获得支持

由于患者起病急、病情重,护送的家属一般在思想上没有准备,常常表现为焦虑、坐立不安、恐惧,急于想了解一切有关病情及抢救的情况,甚至想进急救室参与抢救。护士应理解患者家属,在抢救患者的同时,针对家属的情绪,给予必要的、适当的安慰和解释。对家属的过激言行,要冷静对待,充分理解,同时要注意随时向家属交待病情变化,使他们心理上有充分准备,从而获得家属对抢救工作的支持。

(四)急不失礼、忙不失仪

急诊的抢救过程实际也是医护合作的过程,护士要沉着冷静、积极主动地配合抢救,做到急而不乱、忙中有序。脚步要轻快,表情应从容,物品取放有序,不要表现得手忙脚乱、毛毛躁躁、丢三落四,做到急不失礼、忙不失仪。

(五)团结协作、文明礼貌

急诊救护工作涉及医疗、护理、检验、影像、收费、药房及行政等多方面,要求各科室人员要以救治患者为中心,护士应协助做好各科之间的协调工作;救治过程中护士应以大局为重,服从救护工作的安排,团结协作,理解尊重,密切配合,全力以赴地投入抢救工作,共同完成急救工作。

(六)做好疏导、健康宣教

急症患者在意识清楚的情况下,心理较复杂,承受压力较大。急诊护士要针对每个患者的具体情况做好心理疏导工作,用体贴、关心的语言缓解患者的紧张恐惧心理,减轻压力,同时配合健康教育,对病情变化、护理治疗过程及效果给予适当的解释和预报,帮助患者尽快进入患者角色,接受诊断、治疗、护理,增强战胜疾病的信心。

【任务实施】

1. 请同学自由组合,4~6人一组,认真查看情景案例,讨论分析李晓仪作为门、急诊护士,她的礼仪规范表现是否恰当?请结合情景分析门、急诊工作的特性和患者的就诊需求,总结门、急诊护士的工作礼仪要求;

2. 你认为情景中的李晓仪哪些地方值得学习,请写出至少三条,并说明原因;

3. 你认为情景中的李晓仪哪些地方存在问题,需要改进,请说明原因;

4. 汇报、交流、分享学习成果,相互学习借鉴;

5. 老师和其他同学评价学习效果。

【任务评价】

表 6-1　学习评价表

评价项目	评价内容	自评	互评	教师点评
礼仪知识	了解门、急诊的工作内容和特点； 掌握门、急诊护理工作中的礼仪规范			
礼仪技能	能够正确判断情景中人物行为的正误； 在提出改进方案的同时，能正确演示门、急诊礼仪； 能够对其他同学门、急诊礼仪的正确与否进行正确判断； 注重课堂中的行为礼仪，团队合作融洽			
礼仪态度	注重行为礼仪习惯的养成； 善于沟通，在学习过程中处处体现出较强的礼仪素质			
综合评价				
努力方向				

【任务拓展】

〖**基础**〗 李晓仪认为，护士学习门、急诊护理工作礼仪是十分必要的，你的想法跟她一样吗？ 请至少列举出 3 条理由。

〖**提高**〗 你听过或遇到过在医院中有哪些门、急诊的工作护理礼仪，请加以收集，并在分享活动中交流。

〖**挑战**〗 随机拍摄医院中门、急诊护士工作礼仪的照片，与周围的同学交流分享，分析记录其中有哪些值得学习借鉴的护理工作礼仪。

任务二　手术室护士工作礼仪

【情景呈现】

情景一

李晓仪这个月轮换到了手术室工作，明天她要跟台手术。患者女，48 岁。因乳房肿块需手术切除并送病理检查。今天，李晓仪到病房做术前访视，患者刘女士问："护士，我这个肿块会不会是癌症啊？ 这个肿块让我天天担惊受怕，寝食难安。"李晓仪一边核对患者信息，一边回答："看最后的病理检查结果吧，结果没出来谁都不知道。"患者听到之后放声大哭，不愿意手术了。

情景二

患者女,53岁,准备行胃大部切除手术。一进手术间患者就对李晓仪反复说她特别怕疼,特别紧张,要求麻醉师能多给予止痛药。李晓仪握住患者的手亲切地说:"阿姨,您的心情我理解,您的手术是全麻手术,不会感到疼痛的,请放心!给您手术的是经验非常丰富的王主任,我也一直在您身边,可随时为您服务。"手术结束后,李晓仪小声而亲切地呼唤患者的名字:"乔阿姨,您醒醒,手术做完了,手术过程很顺利,您感觉怎么样?我现在送您回病房。"将患者送回病房后,她认真与病房护士做好交接并适时安慰、鼓励患者:"乔阿姨,您好好休息,祝您早日康复。"三天后,护士长收到患者对李晓仪的表扬信。

【情景分析】

请认真分析以上情景,讨论分析李晓仪的做法正确吗?请说明原因。如果你是患者,你希望护士怎样对待你?

随着医学的不断发展和完善,优质护理服务的开展,要求护士除了具备丰富而扎实的护理知识,过硬的护理技术,还要学习丰富的人文社会学知识,具有良好的礼仪修养,为护理服务对象提供优良的护理服务。对于患者来说,做手术需要经历身心的双重考验,手术室的护士要善于把礼仪知识灵活应用到手术护理工作中,营造良好的护患关系,使手术患者消除紧张、恐惧心理,建立信赖感和安全感,增强战胜疾病的信心,积极配合手术。

同学们,你也想给手术患者及家属留下温和有礼的印象吗?赶紧从今天开始学习和实践手术室护理工作礼仪知识吧!

【任务准备】

物品准备

准备全套护士服、平车、治疗盘、生命体征测量物品、病历夹等护理操作相关用物。

知识准备

手术室是医院中一个环境特殊的科室,护士细微的差错都有可能给患者造成伤害。因此,手术室护士必须严格要求自己,养成严谨、细致的工作作风,以最好的精神面貌、心理状态和工作态度,获得最优质的服务质量。

一、手术前的工作礼仪

手术对躯体是一种创伤性的治疗手段,对患者心理会产生较严重的刺激,引起不同程度的心理问题。这要求护士不仅要协助医生进行手术治疗,而且要自觉地以文明礼貌的言行关心、尊重患者,尽可能减轻或消除患者因手术而引起的紧张、焦虑和恐惧的心理反应,确保手术的顺利进行。

(一)术前疏导礼仪

手术无论大小,焦虑和恐惧是术前普遍存在的心理反应,如担心手术是否存在危险、能否成功、预后如何等？这些都会影响到手术效果。为此，护士要在术前给患者做细致的疏导工作。

1. 亲切交谈、积极沟通　对预期手术，手术室护士要提前到病房，与患者沟通，了解患者的病史、病情。主动向患者介绍自己："您是××床××老师(先生、女士、大娘、大爷)吗？我是您手术时的配合护士，我叫×××，明天就要手术了，我来看看您！"要了解患者的社会背景、生活习惯、性格、爱好，了解患者对手术的认识和态度。通过交流，掌握患者的心理状态，对患者提出的问题给予耐心解答，给予患者鼓励与安慰。同时，要有针对性地帮助患者熟悉手术的各项准备和注意事项，让患者安心接受手术。

2. 讲究技巧、安抚疏导　护士与患者交谈应注意选择适宜的时间，交谈时间不宜过长，以不引起患者疲劳为宜。语言应通俗易懂，交谈内容精炼，避免使用"癌症""死亡"等影响患者情绪的语句。必要时与病房护士一起进行心理疏导。与患者交谈过程中，应做到细心、耐心、专心、热心、责任心，帮助他们树立信心，消减焦虑、恐惧心理，减少思想负担，以达到让患者积极配合手术及术后的治疗与护理的目的。

（二）接手术患者的礼仪

手术前，患者由手术室的护士负责接到手术室。虽然接患者的过程很短，但它是病房护理工作向手术室护理工作过渡的重要阶段，需要手术室护士以和蔼亲切的语言、严谨可信的工作作风，使患者心理放松，获得安全感，配合手术。

1. 仔细核对、防止差错　手术前护士到病房接患者时，要用礼貌的语言仔细核对患者科室、床号、姓名、性别、年龄、诊断及手术等，防止接错患者造成医疗事故。例如胸外科，5床，李明华，女，58岁，教师，支气管肺癌，可以这样核对："您是5床李明华老师吧，今天要给您做手术，知道吗？""您今年多大岁数，知不知道给您做什么手术？"同时，还要核实手术前准备工作是否完成。

2. 安慰鼓励、减轻压力　虽然手术前病房护士已为患者做了术前健康教育，手术室护士也做了心理疏导，但患者难免还是会紧张、焦虑，因此，手术室护士来到病房接患者时，要态度温和，语言亲切，首先道一声问候，如："您好，昨晚休息得好吗？我来接您去手术室，手术时我会陪伴在您身边。""您的手术医生很有经验而且对患者非常负责，您就放心好了。"护士的鼓励能使患者情绪平稳，勇敢面对手术。在接患者时要做到"三个一"：即一声亲切的问候，一辆整洁的平车，一次认真的查对。

二、手术中的工作礼仪

患者在手术过程中处于高度应激状态，非常敏感，医护人员对待患者的态度、言谈和举止等都要遵守礼仪规范，容不得半点疏忽。

（一）礼待患者，视如亲人

护士对待每一位患者，无论贫富贵贱、地位高低、年龄长幼、亲疏远近等，均应一视同仁，视患者如亲人，始终以高度的责任心、细心地照顾手术患者。送患者进入手术间时，护士可以主动向患者介绍手术间的布局、设备，以消除患者对手术室的陌生感和恐惧感。进入手术间后，将患者安置在手术床上，注意遮盖和保暖；摆麻醉体位时动作轻柔，向患者介绍正确体位对手术、麻醉的作用以及减少并发症的意义。手术过程中，要细心观察患者的各种体态语言，如面部表情、肢体动作等。主动询问有无不适，多用亲切、鼓励性的语言，如"请放心，我就在您身边，可随时为您服务"等。手术结束后，护士在患者耳边，小声而亲切地呼唤患者的名字，轻声对患者说："×××先生，您醒醒，手术做完了，您感觉怎么样？伤口疼吗？"

（二）举止从容，言谈谨慎

手术中，由于麻醉方式不同，患者心理反应也不同。局部麻醉时，患者处于清醒状态，对医务人员的表情、行为举止和器械的撞击声非常敏感。因此，医护人员语言要谨慎，举止从容、一切操作轻、快、稳、准，尽量避免操作不慎造成声响过大而给患者带来不良的刺激。避免说容易造成患者误会的话，如"糟了""错了"等，不要显露出惊讶、可惜、无可奈何的表情，以免患者受到不良暗示，增加心理负担。

三、手术后的工作礼仪

手术完毕，要密切观察病情，将患者安全送回病房，与病房护士做好交接工作，保证护理工作的连续性。

（一）耐心细致，告知及时

手术结束后，等候的家属和朋友会十分焦急地前来询问术中情况，护士要给予充分地理解，耐心地解释，及时告知手术情况及效果。另外，手术室护士在离开前应给予患者和家属一些嘱咐，告之术后的有关注意事项，鼓励患者及家属树立信心，战胜疾病，早日康复。

（二）认真交接，一丝不苟

患者被送回到病房后，手术室护士要全面详细地向病房护士介绍生命体征、目前用药、手术情况、注意事项等，做到交接及时、认真、全面、细致，以利于病房护士对手术患者病情的掌握，利于术后护理。

【任务实施】

1. 请同学自由组合，4～6人一组，认真查看情景案例，讨论分析李晓仪作为手术室护士，她的操作是否恰当？
2. 你认为情景中的李晓仪哪些地方值得学习，请写出至少三条，并说明原因；
3. 你认为情景中的李晓仪哪些地方需要改进，请写出至少三条，并说明原因；
4. 汇报、交流、分享学习成果，相互学习借鉴；
5. 老师和其他同学评价学习效果。

【任务评价】

表6-2　学习评价表

评价项目	评价内容	自评	互评	教师点评
礼仪知识	了解手术室的工作内容和特点； 熟悉手术室护理工作中的礼仪规范			
礼仪技能	能够正确判断案例中人物行为的正误； 能正确演示手术室护士礼仪规范； 能够对其他同学手术室礼仪规范的正误进行正确判断； 注重课堂中的行为礼仪，团队合作融洽			
礼仪态度	注重行为礼仪习惯的养成； 善于沟通，在学习过程中处处体现出较强的礼仪素质			
综合评价				
努力方向				

【任务拓展】

〖**基础**〗 李晓仪认为，护士学习手术室护理工作礼仪是十分必要的，你的想法跟她一样吗？请至少列举出3条理由。

〖**提高**〗 你听过或遇到过在医院中有哪些手术室的护理工作礼仪，请加以收集，并在分享活动中交流。

〖**挑战**〗 拍摄医院中手术室护士工作礼仪的照片，与周围的同学交流分享，分析记录其中有哪些值得学习借鉴的护理工作礼仪。

任务三　病区护士工作礼仪

【情景呈现】

情景一

患儿，女，5岁。因上呼吸道感染入院。儿科病区护士李晓仪，按照工作程序，马上准备好病床单元以及首次护理评估的用物，向医生通报新收患者，做好相关准备工作。经测患儿体温38.6℃，遵医嘱李晓仪用酒精给患儿进行物理降温。她轻柔地笑着对患儿说："宝贝，姐姐要帮你擦澡澡了，不要怕痒痒喔。"患儿乖乖地听李晓仪的话，她妈妈自言自语道："这个护士真棒！"

情景二

患者李某,男,69岁,农民,胃癌术后。外科护士李晓仪在探视时间对其进行健康宣教。谈话过程中,李晓仪手机来电,铃声引发了患者的不适。李晓仪赶忙按下了挂断键,继续与患者交谈。铃声再一次响了起来,李晓仪看到是护士长来电,对患者说明了情况之后,暂时中断了本次宣教。患者感到伤口疼痛加剧,心情烦躁,情绪也变得不稳定,不愿意继续跟李晓仪交谈。李晓仪再去给其做治疗时,患者拒不配合。

【情景分析】

请认真分析以上情景,李晓仪在儿科和外科的做法合适吗?为什么?

住院病区是患者治疗和康复的主要场所,住院期间患者接触最多的是护士,护士的言行举止会对患者产生重要的影响。除了精湛的护理技术外,工作时仪表端庄、举止得体、语言文明、面带微笑、真诚帮助,都是消除隔阂、建立护患信任关系的重要部分。病区护士应根据不同疾病的特点和不同的需求,突出护理服务的特性,为患者提供优质的护理服务。

同学们,你想取得患者的信任,给患者及家属留下良好的印象吗?赶紧从今天开始学习和实践病区护理工作礼仪知识吧!

【任务准备】

物品准备

准备全套护士服、治疗盘、生命体征测量物品、常用护理操作用物等相关用物。

知识准备

病区是患者在医院接受治疗的主要场所,患者面对陌生的环境、陌生的医护人员、复杂的检查项目以及各式各样的治疗护理措施,往往会产生迷惑与无助的感觉。在住院过程中,传统的护理技术服务已经不能满足患者的需求,他们希望得到更高层次的服务,护患之间需要建立一种相互理解、支持、尊重的信任关系,由此对护士服务的水平和质量有了更高的要求。在病区护理工作礼仪方面,护士要掌握患者入院、住院期间和出院等基本工作礼仪,同时,针对不同病区患者的特点,在护理工作中做好个性化服务工作。病房护士文明服务"七声":患者初到有迎声;进行治疗有称呼声;操作失误有歉声;患者合作有谢声;遇到患者有询问声;接打电话有问候声;患者出院有送声。

一、基 本 礼 仪

(一)入院接待礼仪

1. 迎接礼仪　患者来到陌生的医院住院治疗,会因人生地不熟而感到孤单、恐惧、紧张和焦虑。当患者来到病区时,护士应放下手中的工作,面带微笑起身迎接,并主动自我介绍:"您好,我是护士×××,请问您需要帮助吗?"仔细询问情况后马上协助办理入院手续,切忌无人搭理冷落患者。在场的其他护士也应目视患者,点头微笑,表示欢迎。

2. 介绍礼仪　做好入院介绍不是只写在护理过程上的一句空话,而要将其落到实处。护士向新入院的患者进行介绍时要耐心、细致,且语速不宜过快,内容不宜过多。

接待护士带患者进入病房后,应主动介绍:"这是您的床位,您的治疗医生是×××,责任护士是×××,医生马上来看您,为您检查,请稍等片刻。"

责任护士接到通知,应立即带着必备的用物如血压计、体温计、入院介绍资料等来到病床前,与患者打招呼:"您好,我是您的责任护士,我叫×××,您叫我×× 护士就行了,有什么需要可以随时找我,我会尽力帮助您的。您的治疗医生是×××,他有多年治疗这类疾病的经验,人也很负责任,希望您能积极配合治疗,安心养病,我们会尽力让您早日康复的。"然后,给患者测量生命体征,进行首次护理评估,做好记录。此外,需要给患者介绍病区环境、呼叫器的使用方法、住院的有关制度等,在交谈中要注意询问和观察患者的需求和亟待解决的问题。介绍时注意语气和措辞,尽可能用"为了您的健康,请您……"、"谢谢合作"等文明、客气的语句,避免使用"必须……""不准……"等命令式的语言。

 知识拓展

命令的技巧

在护理人际沟通中,命令就是护士要求患者按照医嘱接受治疗护理,或是由于病情需要要求患者遵守某些规定,虽然命令的内容有权威性,但护士下达命令的方式应该讲究技巧:

1. 态度和蔼　护士下达命令时,态度不能过于严厉,应该是温和的,语气要亲切、面带微笑,让患者感受到护士友善可亲。

2. 使用礼貌语言　护士下达命令应使用"请""麻烦您"一类的语言,使患者感受到护士对其人格的尊重。

3. 让患者明白命令内容的重要性　患者有时不明白命令的重要性而不愿执行,护士要解释清楚,使患者明白这样做的目的和意义,自觉配合执行命令。

(二)住院期间的护理礼仪

1. 举止端庄、轻巧敏捷　护士在工作中的站、坐、行应端庄稳重,各种操作规范准确,如推车平稳,开门关门轻,各项操作熟练、轻稳、规范、有条不紊。给患者以安全、轻松、细腻、灵巧的感觉。

2. 尊重患者、相互理解　入院后,患者有一个适应新环境的过程,希望得到医护人员的认可、尊重和重视。护士首先要做到一视同仁,不可有偏见或轻视冷落;其次要尊重患者,注意保护患者的隐私,不取笑挖苦患者。在护理和治疗前有礼貌地问候或称呼患者、在与患者交谈时应注视患者、主动给患者倒一杯水或搀扶患者等,会使患者产生一种亲近和感激之情，获得患者的信任。

3. 快捷及时、安全周到　护士在临床工作中，尤其是遇到患者病情突变时，应思维敏捷，判断准确，动作快、准，处理及时。如遇到上消化道大出血的患者时，护士要处变不惊，根据病情果断地按抢救程序准备抢救物品，立即通知医生，让患者取平卧位，头偏向一侧，保持呼吸道通畅等，沉着冷静、行动迅速、举止稳重，避免引起患者恐慌。

4. 知识丰富、技术娴熟　作为一名合格的护士，要不断钻研业务，努力学习广博的科学知识，熟练掌握操作技能，掌握现代护理新理论、新技术，才能赢得患者的信任，更好地为患者服务。

5. 坚持原则、满足需要　住院期间，每位患者都会有不同的需求，护士应在把握原则的基础上，尽量给予满足。例如：患者住院后，想要了解自己的病情、治疗情况、预后情况等，如果不能得到满足，就会产生焦虑和不安，不利于治疗与康复。因此，责任护士应给予恰当的解释，满足患者知情权的需要。

（三）出院的护理礼仪

1. 出院前的祝贺　患者即将出院时，应真诚地对患者的康复表示祝贺："×× 先生，祝贺您康复出院！您的气色非常好，真为您高兴！"感谢患者在住院期间对医护工作的理解、支持和配合，表达对患者一如既往的关怀之情，随时都会为患者提供力所能及的帮助等。

2. 出院时的指导　患者出院时，责任护士应对每位患者做好耐心、细致的出院指导。指导和帮助患者办理出院手续，告知疾病的治疗情况，介绍出院后如何调整心态、如何服药、调整饮食和休息以及确认复查时间等，使患者更好地适应出院后的生活。

3. 送别时的礼节　患者办理好出院的所有手续后，责任护士可以协助患者整理个人用物，必要时将患者送到门口、电梯口或车上，再次祝贺患者康复，嘱咐患者多保重，与患者礼貌道别。

二、各病区工作礼仪

病区护理礼仪由于所属科室的特点不同，礼仪要求也有其各自的特点。

（一）内科护理工作礼仪

内科护理工作特点是疾病病种多，病因较复杂，有些疾病至今尚不能完全治愈，还有一些疾病如心脏病、糖尿病、血液病等，病程长，疗效不显著，有迁延性和反复性。内科治疗用药复杂，护理工作较繁重。内科患者具有以下特征：住院时间相对较长，心理问题比较多；中老年患者多；反复住院患者较多。

1. 理解患者、真诚相待　患者对护士的信任程度取决于护士对患者的理解程度，护士理解患者越深入，越容易建立良好的护患关系，特别是对于患慢性病、反复长期住院治疗的患者显得更为重要。护士只有经常换位思考，"假如我是一个患者"，从患者的角度了解他们的痛苦，理解他们的需求，才能更耐心、细致、主动地服务患者、帮助患者。即使遇到患者的指责或不理解、不配合,也不能与患者发生冲突。只有真正地理解患者,才能在医疗护理工作中,做到不论患者职位高低、病情轻重、亲疏远近、态度好坏都一视同仁、真诚对待,建立感情融洽、相互支持的护患关系。

2. 稳定情绪、增强信心　由于内科疾病的特点,患者往往容易出现急躁、焦虑、愤怒或悲观、失望等不良情绪。不良的情绪不仅会对健康产生影响,而且作为一种压力源还会导致身心疾病。因此,在护理工作中,要根据患者的情绪状态,有针对性地做好解释安慰的心理疏导工作;创造幽雅、舒适的环境和治疗条件;同时根据慢性病患者空闲时间多的特点,组织必要的活动,如欣赏音乐、绘画、看电视、听广播、病友分享等,充实病房生活,转移患者的注意力。此外,要善于观察患者病情的微小变化,多关心鼓励,增强患者战胜疾病的信心。

3. 尊重患者、关怀体贴　在内科患者群中,老年患者占据一定比例。老年人的心理特点表现为失落和孤独,恐惧和焦虑,敏感和猜疑,忧虑和悲观,沮丧和抗药,忧郁和幼稚。因此,工作中我们要时时、处处、事事给予理解、尊重、同情、体贴,以维护老年人的最佳心理状态。例如:对他们的称呼要有尊敬之意,与患者谈话要态度和蔼,有耐心,注意倾听,回答询问要慢、声音要大些;老年患者一般盼望亲人来访,护士要有意识地嘱咐其家属多来看望,带些老人喜欢吃的东西;对丧偶或无子女的老人,护士要加倍关心,格外尊重;对老人的健忘和絮叨给予谅解;老年人生活方式刻板,看问题有时固执,在不违反治疗护理原则的情况下,尽量照顾他们的习惯,满足他们的要求,使他们有一个良好的心态接受治疗和护理。

4. 细心观察、及时护理　内科疾病病因复杂,病情变化也非常微妙,有些疾病表面看上去很平静,但随时都可能发生突变,甚至危及生命。因此,护士要有高度的责任感、广泛而扎实的理论知识、丰富的临床经验和敏锐的观察能力。经常深入到患者中有目的地利用各种感官全面观察患者,从病症到体征、从躯体到心理以及治疗后的反应等,及时发现问题,进行有针对性的处理,保障患者安全。

5. 健康宣教、鼓励参与　对患有慢性疾病的患者,除提供相关治疗和护理外,要积极做好健康宣教工作。向患者介绍疾病发生的原因、目前治疗的方法,以及用药、饮食、锻炼等方面需要注意的问题,教会患者如何自我检查病情。鼓励患者参与治疗护理的讨论和方案制定等。这样不但体现对患者人格的尊重、权利的维护,而且还能充分调动患者的积极性,增强患者的信心,融洽护患关系,提高护理工作质量。

(二)外科护理工作礼仪

外科护理工作特点是专业性强,手术是治疗外科疾病的主要方法,是具有创伤性的治疗手段,无论手术大小,都会给患者的身心带来不同程度的影响。外科护士的服务对象可分为两部分:一部分是择期手术治疗的患者,另一部分是创伤性急症患者。后者病情急、变化快、病情观察难度要求高,护理中要求观察病情及时、准确、细心,判断迅速,连续性及预见性强。此外,外科基础护理的难度和特殊性决定了护理工作的繁重。因而外科护理难度大和要求高,要求护士责任心强,技术全面。

1. 术前教育、科学引导　恐惧和焦虑是手术前患者普遍存在的心理问题，如幼儿害怕手术引起疼痛，青壮年对手术安全性、并发症及术后康复问题担心等。护士应根据患者的不同情况，进行科学合理的术前教育，增加患者的信心和安全感。如鼓励患者倾诉自己的担心，向患者介绍一些手术治愈的实例，进行心理辅导；以适当的方式介绍术前、术后的护理方案及其目的、意义；介绍手术医生和护士的工作情况，树立医护人员的威信等。

2. 术后支持、及时告知　手术后的患者，尤其是大手术后的患者，一旦从麻醉中醒来，便渴望知道自己疾病的真实情况和手术效果。因此，当患者回到病房或从麻醉中醒来后，医护人员应以亲切和善的语言给予必要的告知。即使手术效果不理想，患者病情较重，护士也要给患者支持和鼓励，劝慰家属克制情绪，多做患者的思想工作，使患者配合治疗和护理，避免心理因素对疾病带来的影响，以获得最佳的治疗效果。

3. 了解需要、给予满足　人有多种需要，包括生理、心理、精神和文化等，当个体需要得到满足时，就处于一种平衡状态，反之，个体则可能陷入紧张、焦虑、愤怒等负面情绪中。术后患者由于手术创伤、疼痛和治疗的限制，导致患者自理能力下降或缺失，许多需要不能自行满足。这就需要护士加强病房巡视，注意观察患者的情绪变化，多与患者沟通与交流，及时发现患者的需求和存在问题，如睡眠、饮食、排泄、伤口疼痛、肢体活动等，积极主动地为患者解决困难。

4. 鼓励患者、给予关爱　有的外科手术可以达到比较理想的效果，恢复健康。但也有一部分患者手术后效果不好或预后不良，甚至带来部分生理功能缺陷和肢体残缺，如胃大部分切除、直肠癌术后人造肛门、截肢、乳腺癌切除乳房等，给患者带来巨大的打击，使其产生自我形象紊乱。所以对已经或可能致残的患者，护士要给予同情、关爱和帮助，鼓励他们勇敢面对现实，接受现实，树立战胜疾病的信心，顺利度过人生的困难时期。

5. 科学解释、正确指导　手术后的患者常出现一些不适症状，如疼痛、腹胀、排尿困难等，要礼貌、科学地给患者及家属讲清道理，争取得到患者及家属的理解和配合，让患者认识到术后的恢复需要一个过程，以增强患者的信心。患者术后适当的活动对患者的康复是很重要的，护士应给予正确的指导，如鼓励并教会肺部手术后的患者有效地咳痰，以保持呼吸道通畅，腹部手术后患者适当活动以促进肠蠕动恢复等。

（三）妇产科护理工作礼仪

妇产科主要包括妇科和产科，工作特点是妇科住院患者多为需要手术治疗的患者，如子宫切除术、卵巢囊肿切除术等，具有外科工作的特点。产科主要涉及正常或异常妊娠分娩，患者以青年人为主。妇产科都是女性患者，女性患者具有对周围事物感知敏锐、反应强烈，情绪不稳定等特点。

1. 营造氛围、环境舒适　美好舒适的环境有助于稳定患者情绪，使患者保持良好的精神状态，对缓解患者紧张和焦虑的心理起到直接或间接的作用。如设立母婴同室的家庭式病房，室内布置突出家庭氛围，通过灯光、壁画和摆饰等营造舒适温馨的环境。有条件的病房，可以播放一些轻松愉快的音乐。病房要保持安静，经常通风，周围环境及床上物品避免单调的白色。

2. 细心观察、因势利导　患者的心理比较复杂，会因病情不同而有区别，在工作中护士要深入到患者中，细心观察患者的心理反应，给予相应的疏导。如患有子宫或卵巢肿瘤需要手术切除的患者，大都表现为情绪消沉、顾虑重重，精神压力大，未婚女性考虑术后影响婚姻、生育，已婚已育女性虽无再生育要求，但会担心术后影响夫妻生活。针对这些患者，应鼓励患者正视现实，鼓起生活勇气，今后的人生路还很长，使她们认识到治疗疾病是当务之急，身体恢复健康是家庭和事业的根本。同时，动员家属做好患者的思想工作，充分发挥其主观能动性，配合医护人员积极治疗和护理，从而恢复健康。

3. 尊重患者、防止伤害　未婚先孕的女性担心受到歧视，精神苦恼，有自卑心理，非常希望得到医护人员的同情和理解，不使隐私外露。作为医护人员要理解患者的心理，尊重患者意愿，给予平等对待，以极大的同情心和责任感关心她们。不能随便议论患者的个人隐私，态度上不能歧视，更不能使用伤害性语言对患者讽刺、挖苦、指责和训斥。未婚先孕者更需要护士的帮助，使她们感到人间的温暖。对患者进行正确教育，使她们树立起正确的人生观、价值观，要自尊、自重、自爱。

4. 宣传科学、破除旧俗　通过健康教育，使患者和家属相信科学，正确对待有关产后的各种传统习俗。宣传产后营养的重要性，对患者的饮食进行科学指导。教育产妇注意个人卫生，可用温水刷牙、洗澡，注意室内通风。指导其进行适当的活动和锻炼，以利于产后子宫恢复。大力宣传母乳喂养的优点。

（四）儿科护理工作礼仪

儿科护理工作特点是患者主要是从新生儿到14岁年龄段的孩子。特点是年龄小，生活自理能力差，活泼好动，情感表现直接单纯，注意力易转移，缺乏自控力。患儿住院后，离开熟悉的环境，又要面对治疗和护理，会出现一系列的心理反应。

1. 细心呵护、真心关爱　孩子来到医院这个陌生的环境，焦虑、恐惧、不安全感笼罩着孩子幼小的心灵，作为儿科护士要有慈母之心，关心、爱护、体贴每一个患儿，把他们当成自己的孩子看待。如对他们轻拍、抚摸和搂抱，使患儿的"皮肤饥渴"得到满足，心理上得到安慰，促进免疫功能的提高，产生如在母亲怀中的安全感。

2. 色彩明亮、环境温馨　在护理工作中，不能忽视环境对患儿的影响，如墙壁、病床和医护人员白色的衣帽，在某种程度上会增加患儿对医院的恐惧感。因此，要创造适合患儿的温馨环境，满足其心理需要。如将白色墙壁换成浅蓝、浅绿等浅彩色，或在墙壁上绘制彩色图案、卡通人物等。有条件的病房或诊疗室可摆放一些儿童喜爱的装饰物和玩具、图片、儿童读物等。病房中可以经常播放儿童音乐，这样的环境给患儿一种亲切感，可以减少或消除患儿对医院的恐惧，安心住院治疗。

3. 理解患儿、尊重人格　患儿也有丰富的情感，也需要成人的理解和尊重。因此工作中护士要以礼相待，尊重他们的人格。如患儿尿床，要理解患儿的羞愧心理，为患儿保守秘密，使患儿心理自然放松，减轻精神紧张，不要训斥、嘲笑或挖苦。分析尿床的原因，做好心理疏导,同时注意提醒其家人夜间及时唤醒患儿,培养夜里定时排尿的习惯。此外,避免使用命令式语句,决不能在患儿面前处处表现出权威、指挥的态度。

4. 细心观察、注重沟通　不同年龄的儿童性格差异很大,对疾病感受的语言表达能力也不同。因此,护士在工作中要多接触患儿,一方面通过语言来了解患儿反应,另一方面还要细心观察非语言行为(表情、眼神、体态),仔细体会和理解其所表达的信息,如婴儿的不同哭声代表了不同主诉,饥饿时哭声婉转、表情平和,疼痛或不适时,哭声急、声音大且表情痛苦。

各部门护理工作礼仪是礼仪在不同部门、不同岗位的具体应用与实践,无论在任何岗位上,都要有一颗真诚服务的心,把患者的痛苦和需求时刻放在心上,这才是服务的真谛,是礼仪的本质,否则,礼仪就失去了它的意义。每一位同学要通过学习和实践礼仪,提升个人的综合素质,提升护士的整体形象,赢得患者和社会的尊重。

【任务实施】

1. 请同学自由组合,4~6人一组,认真查看情景案例,讨论分析李晓仪作为病区护士,她的操作是否恰当?

2. 你认为情景中的李晓仪哪些地方值得学习,请写出至少三条,并说明原因;

3. 你认为情景中的李晓仪哪些地方存在问题,需要改进,请说明原因;

4. 汇报、交流、分享学习成果,相互学习借鉴;

5. 请老师和其他同学评价学习效果。

【任务评价】

表6-3　学习评价表

评价项目	评价内容	自评	互评	教师点评
礼仪知识	了解各病区的工作内容和特点; 熟悉各病区护理工作中的礼仪规范			
礼仪技能	能够正确判断案例中人物行为的正误; 能够正确演示病区护士礼仪规范; 能够对其他同学病区护理礼仪规范的正误进行正 确判断; 注重课堂中的行为礼仪,团队合作融洽			
礼仪态度	注重行为礼仪习惯的养成; 善于沟通,在学习过程中处处体现出较强的礼仪 素质			
综合评价				
努力方向				

【任务拓展】

〖**基础**〗 李晓仪认为,护士学习病区护理工作礼仪是十分必要的,你的想法跟她一样吗? 请至少列举出3条理由。

〖**提高**〗 你听过或遇到过在医院中有哪些病区的护理工作礼仪,请加以收集,并在分享活动中交流。

〖**挑战**〗 随机拍摄医院中病区护士工作礼仪的照片,与周围的同学交流分享,分析记录其中有哪些值得学习借鉴的护理工作礼仪。

李晓仪日记

不知不觉来到医院工作已半年有余,每个轮换科室的护士长为人都和蔼亲切,对工作认真负责又充满热情。有了护士长们的教导,我很快就适应了科室的工作。

以前以为护士只要仪表整洁、仪态端庄、每天面带微笑就符合护理礼仪的规范要求了。在这半年时间里,我轮转了门诊、急诊、手术室和病区,最大的体会是不同部门不同科室的工作特性和患者的就诊需求都不同,护理工作礼仪的要求也有所不同。门诊是医院面对患者和社会的"窗口",护士需要大方得体、热情真诚、耐心体贴;急诊是医院中重症患者最集中、病种最多、抢救和管理任务最重的科室,护士要稳重沉着、急不失礼、给予理解;手术室是环境特殊的科室,护士要礼待患者、视如亲人、安慰鼓励、言谈谨慎;病区是患者接受治疗的主要场所,护士尊重患者、安全周到、满足需求。

可以说科室里的每个人都是我的老师,每件事都是我的宝贵经历,每一位患者都教会我很多东西。感谢护士长及同仁给我的悉心教导! 我将以更加积极主动地的工作态度、扎实牢固的操作技能、丰富深厚的理论知识、敏锐的观察能力、有效的抢救手段、快速的反应能力、良好的沟通能力投入护理工作。

向着自己心目中的完美护士大踏步前进!

(齐晓丹)

项目七 │ 护理操作礼仪

07章

项目七 数字内容

学习目标

1. 具有良好的职业形象和基本的护理操作礼仪素质。
2. 掌握临床基础护理技能各个操作流程中的礼仪和沟通技巧。
3. 熟悉护理操作的礼仪要求。
4. 了解常用护理操作礼仪规范。
5. 学会将护理操作礼仪规范运用到实际操作中。

【项目说明】

本节学习的重点是护理操作前、中、后的礼仪要求；难点是将护理操作的礼仪要求应用于实际操作中。通过本节学习，希望同学们在今后的学习和工作中，将护理礼仪贯穿在护理操作中，反复实践，逐步学会应用护理操作礼仪规范，不断提高自身职业素养。

护理操作是护理工作的重要内容，它贯穿于护士日常工作的始终，护理礼仪是护士向患者提供服务时应严格遵守的行为规范，将护理礼仪融入各项护理操作中，为患者提供全程优质护理服务，对优化护士整体形象、提高护士职业素养具有重要意义和作用。

【项目导航】

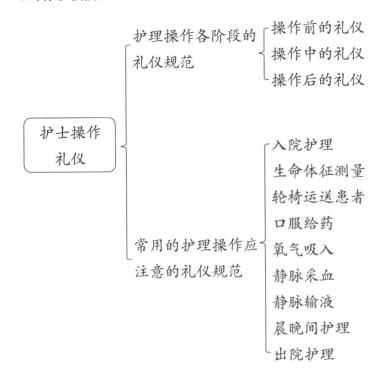

护士操作礼仪
├─ 护理操作各阶段的礼仪规范
│   ├─ 操作前的礼仪
│   ├─ 操作中的礼仪
│   └─ 操作后的礼仪
└─ 常用的护理操作应注意的礼仪规范
    ├─ 入院护理
    ├─ 生命体征测量
    ├─ 轮椅运送患者
    ├─ 口服给药
    ├─ 氧气吸入
    ├─ 静脉采血
    ├─ 静脉输液
    ├─ 晨晚间护理
    └─ 出院护理

任务一　护理操作各阶段应注意的礼仪规范

【情景呈现】

情景一

李晓仪在医院工作满一年了,基本上熟悉了临床工作,也得到了同事和患者的肯定。李晓仪认为自己已不再是一名新护士了,对自己的着装举止方面放松了要求。有时起床晚了,为了赶时间,李晓仪索性不化妆,有时为了试用一下新买的眼影盘,她画了浓重的眼影来上班。工作服有时还带着污渍。

情景二

李晓仪周日上班,晚上有个聚会。为了准时赴约,她中午就化好浓妆,还涂了指甲油。上班期间她为患者做操作时显得格外匆忙,整个下午都面无表情地做着各项工作。甚至在做完操作后也没有给患者整理被子。对于患者的提问,她也尽量简短地回答。患者向护士长投诉。护士长批评了李晓仪,让她反思。

【情景分析】

请同学们认真分析以上情景,为什么护士长要批评李晓仪?请结合前面所学的礼仪知识,帮助李晓仪分析她的仪容、服饰、行为是否符合护士礼仪规范?请说明原因并提出改进措施。

为了取得患者的信任和配合,同学们,我们今天就来学习护理操作中的礼仪知识吧!

【任务准备】

物品准备

准备护士服、护生鞋、护生帽、发夹、护士表，护理操作各项用物。

知识准备

护士在进行各项护理操作时，应将护理礼仪融入整个护理操作中。做到仪容整洁，举止端庄，态度和蔼，语言礼貌，技术娴熟等，以取得患者的理解、配合和信任。

一、操作前的礼仪

（一）仪表端庄，举止得体

护士在护理操作前，应保持仪容整洁、衣帽端正，做到举手有礼、落座有姿、站立有相、行走有态，保持动作敏捷、步履轻快，推治疗车、持治疗盘等动作符合礼仪规范。

（二）文明礼貌，解释合理

护士在护理操作前，应亲切礼貌地向患者打招呼、问好。介绍此次操作名称、操作目的、操作方法，在操作过程中可能引起的不适和患者需要配合的方法等，让患者做好身心准备。护士在介绍时，需要注意语言的礼貌性、通俗性、准确性。

二、操作中的礼仪

（一）态度和蔼，真诚关怀

护士在操作过程中对待患者的态度应和蔼可亲，表情自然，善于使用体态语言，恰当地运用微笑、目光等非语言行为来表达对患者的关心、支持与爱护。在操作过程中加强与患者沟通，了解患者的感受，给予患者安慰与鼓励，消除患者对操作治疗的恐惧，取得患者的理解和合作。

（二）操作娴熟，指导适时

护士在操作过程中要技术娴熟，动作轻稳，如需要患者配合，应适时指导，及时肯定其配合，并不时地用安慰性语言转移患者注意力，以减轻患者痛苦，降低操作难度，提高工作效率，增进护患感情。

（三）诚实守信，平等尊重

护士在操作过程中，对于患者提出的某些特殊需要，应根据医院实际状况，为其提供帮助，如果不能满足，应及时反馈，做到诚实守信。护士应平等对待每一位患者，不可因疾病歧视或训斥患者，更不能因社会地位、经济条件、个人好恶、志趣爱好等对患者有亲疏之分或厚此薄彼。护士为患者隐私部位操作时，应加以遮挡，未经患者同意，不得围观，保护患者隐私权。

（四）移情换位，果断敏锐

护士在操作过程中，无论何种原因导致操作失败，都应礼貌地道歉，对于患者过激的语言和行为，应移情换位，给予谅解，同时主动沟通加以排解。对于急、危、重患者，应做到从容冷静，果断敏锐，有条不紊、忙而不乱。

（五）严格自律，恪守慎独

护士在操作过程中，严格要求自己，恪守慎独修养。特别是对于意识障碍患者，不得怠慢，应将意识障碍患者看作认知功能正常、有思想、有感情、有喜怒哀乐的生命体，在整个治疗护理过程中，对意识障碍患者实行全方位、多层次、全程沟通，不放弃唤醒其意识的努力。更换被服、衣物、翻身时，应尽量减少暴露，保证患者受到温暖而亲切的护理，使其处于体贴、关怀、慰藉之中。

 知识拓展

慎　　独

慎独是指一个人在独处的时候，即使没有人监督，也能严格要求自己，自觉遵守道德准则，不做任何有违道德信念之事。

护士的慎独精神是严格执行操作规程，具有高度的责任心，细微的观察力，果断的护理措施，在任何时候都会为患者着想，忠于患者的利益，不做有损患者利益的事情，时时刻刻以高度的责任意识严格要求自己。

三、操作后的礼仪

（一）尊重患者，诚恳致谢

护士在护理操作完毕后，应再次核对，并对患者的配合表示诚挚的谢意，感谢患者的支持、理解和尊重。同时告知患者，其配合对自身健康恢复也具有重要意义。

（二）真诚安慰，亲切嘱咐

护士在护理操作完毕后，要根据病情给予患者安慰和嘱咐。安慰是对操作中给患者造成的不适和顾虑给予安抚和解释。嘱咐是指操作后询问患者感受，了解相关情况，交代注意事项等。

【任务实施】

1. 请同学们自由组合，4~6人一组，认真查看情景案例，讨论分析为什么同事觉得李晓仪变了？为什么患者投诉她？为什么护士长批评她？

2. 请分析讨论情境中李晓仪存在的主要问题，并提出改进方案；

3. 将学习结果进行汇报交流，复习正确的礼仪规范；

4. 请老师和其他同学评价学习效果。

【任务评价】

表7-1 学习评价表

评价项目	评价内容	自评	互评	教师点评
礼仪知识	能够准确说出护理操作各阶段的礼仪原则			
礼仪技能	能够正确辨别护理操作前、中、后的礼仪正误； 能够正确演示护理操作前、中、后的礼仪规范； 能够对其他同学护理操作前、中、后的礼仪规范正 误进行正确判断； 注意课堂中的行为礼仪，团队融洽			
礼仪态度	注重行为礼仪习惯的养成； 善于沟通，在学习过程中处处体现出较强的礼仪素质			
综合评价				
努力方向				

【任务拓展】

〖基础〗 李晓仪认为工作时间久了，操作前、中、后就不用小心翼翼，不用注意仪容仪表了，你的想法和她一样吗？请至少列举3条理由。

〖提高〗 总结护理操作各阶段应该注意的护理仪表、仪态、言谈礼仪规范。

〖挑战〗 自己设计一个操作情景，并将护理礼仪规范充分、正确地应用其中。

任务二　常用护理操作应注意的礼仪规范

【情景呈现】

情景一

今天一早李晓仪提前来到医院，整理好着装，面带微笑，开始工作。新入院患者张阿姨，今年55岁，有冠心病史10余年，3天前跳广场舞时突然胸痛、胸闷、乏力，门诊以"心绞痛"收入院。作为责任护士，李晓仪细致周到地为张阿姨提供入院护理服务，热情介绍病房环境和设施，耐心解答张阿姨的疑问，安抚张阿姨，使张阿姨解除了紧张的情绪，很快适应了住院环境。护士长不禁夸奖道："李晓仪调整得很快呀！"

情景二

下午，张阿姨需要静脉输液治疗，李晓仪认为自己业务很熟练，漫不经心地来到床旁准备穿刺。张阿姨担心地说："护士，我怕痛，一会轻一点啊！"李晓仪信心满满地说："我的技术可好了，您放心吧！"李晓仪扎好止血带后，发现血管确实不太好找，有点心虚，于是一边使劲儿拍打患者手背，一边抱怨到："哎呀，你的血管确实太细了，待会我打针时不要动哦，不然很容易就肿了。"庆幸，李晓仪穿刺成功了。这一幕也恰好被护士长看到，护士长皱了皱眉头。

【情景分析】

请认真查看并分析以上情景，为什么护士长上午夸奖李晓仪，下午又对她皱眉？

随着护理模式的转变以及护理服务范围的拓展、内涵的加深，临床对护士能力的要求越来越高。护士能力不仅指操作能力，也包含关怀能力和礼仪素养。人文关怀和礼仪素养不是与生俱来的，它是在环境与教育的相互作用下，通过自身不断学习与社会实践逐渐形成与发展起来的。尤其新护士刚刚进入临床，对人文关怀知识了解有限，应当通过人文关怀理论知识、心理学、护理礼仪等学习提高新护士人文关怀知识水平。在护理操作过程中，可有意识地通过多种方式提高人文关怀实践能力，学会换位思考，体谅患者，尽可能地给予帮助，从语言和行为上尊重他们，谦逊有礼，关心体贴，取得患者的信任和配合。

同学们，护理操作中如何渗入人文关怀理念，护理礼仪在护理操作中如何具体实现？让我们在今天的学习内容中寻找答案吧！

【任务准备】

物品准备

准备护士服、护生鞋、护生帽、发夹、护士表，根据操作要求准备相关用物。

知识准备

在现代整体护理工作中，将护理礼仪融入各项护理操作中，是提高护理服务质量的必要条件，高质量的护理服务需要高素质的护士，高素质的护士是医院实行优质护理的重要保证。要成为具备知识、技能和礼仪修养的高素质护士，需不断学习，反复实践。下面介绍一些常用护理操作礼仪范例。

一、入 院 护 理

（一）操作前场景模拟

李晓仪："阿姨，您好，请问有什么可以帮您的？"（面带微笑，主动迎接）（图7-1）

张阿姨："你好，护士，我是来住院的。"

李晓仪："阿姨，请问您叫什么名字？我看一下您的住院证明好吗？"（认真核对，态度和蔼）

张阿姨："我叫张 ××。"

李晓仪："好的，张阿姨，您的主管医生叫王磊。我是您的责任护士，我的名字叫李晓仪，您可以叫我晓仪，住院期间有任何需要都可以随时来找我。这是您的手腕带，我帮您戴好，腕带是您在住院期间重要的身份证明，用于治疗、给药等的信息核对，您需要一直佩戴，出院时我会帮您取下。"（做自我介绍，耐心向患者解释说明注意事项）

张阿姨："好的，知道了，谢谢你。"

李晓仪："张阿姨，您不用客气，这是我应该做的。"

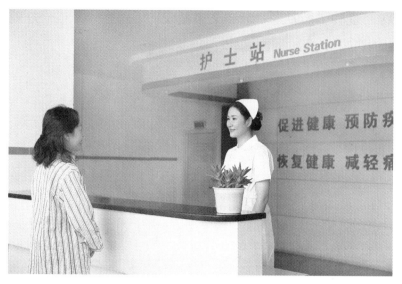

图 7-1　热情迎接患者

 知识拓展

　　患者标识腕带是系在患者手腕上标有患者重要资料的身份标识带，能够有效保证医院工作人员随时对患者进行快速而准确的识别。腕带不能无故调换或随意取下，以确保标识对象的唯一性及正确性。患者标识腕带作为医疗管理可靠的辅助工具，能够有效地防止因错误识别患者而引发医疗事故。

（二）操作中场景模拟

　　李晓仪："张阿姨，现在我带您到病房吧，请您跟我来。这是您的房间，7 病房 3 床，请进。"（引导患者熟悉病区环境，带领患者进入病房，并帮助病人妥善安置好病床）

　　李晓仪："阿姨，我为您介绍一下病区环境：这是呼叫器，在您有需要时按下红色按钮，护士和医生会及时到您床旁为您提供帮助，暖瓶放在床头柜内，您的个人物品可以存放储物柜，和您的床号一致，这是储物柜的钥匙，贵重物品要妥善保存。"（扶患者坐下，细心介绍，为患者展示呼叫器使用方法）

　　张阿姨："好的。"

　　李晓仪："张阿姨，我带您去卫生间看看吧。"（搀扶患者）

　　李晓仪："阿姨，您看，这个红色按钮是紧急呼叫铃，如果您在卫生间有紧急情况发生，您一定要按这个按钮，我们会第一时间赶到。下面是扶手，如果有需要您可以扶着它慢慢起身。这边是水的开关，左边是热水，右边是冷水，您可以自己调节水温。"（边介绍边示意设施位置）

　　张阿姨："谢谢，你能告诉我在哪打开水吗?"

李晓仪："开水房在走廊尽头，餐厅在二楼，您可以去餐厅用餐，也可以打电话订餐，到时会有护工送到病房的。"

　　张阿姨："好的，我知道了。"

　　李晓仪："那好，张阿姨，我扶您到床上休息吧。"（图7-2、图7-3）

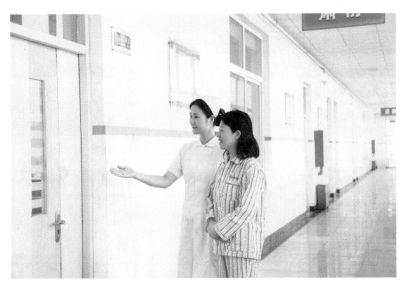

图7-2　介绍病区

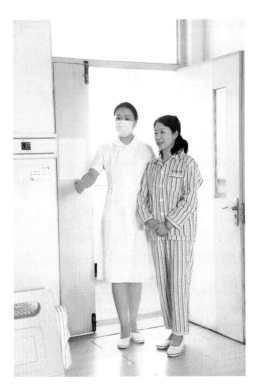

图7-3　引导患者进入病房

（三）操作后场景模拟

　　李晓仪："张阿姨，您还有其他需要吗？"（在病床上协助患者取舒适体位，亲切询问，

体现关心)(图7-4)

张阿姨:"我现在感觉有点累,想休息一会儿。"

李晓仪:"好的,张阿姨,我扶您躺下,呼叫器放您枕边,您一伸手就能够到的,有事您按铃叫我,您好好休息吧。"(为患者盖好被子)(图7-5)

张阿姨:"好的,谢谢你。"

李晓仪:"别客气。"(离开病房,走路轻,关门轻)

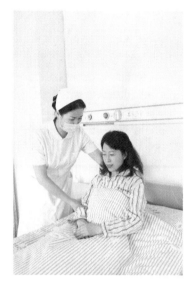 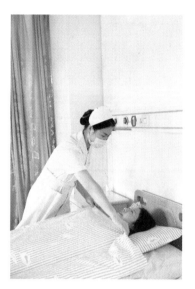

图7-4　协助患者取舒适体位　　　　图7-5　为患者盖好被子

二、生命体征测量

(一)操作前场景模拟

李晓仪:"张阿姨,您好。我是您的责任护士李晓仪。"(面带微笑,走进病房)

张阿姨:"你好,晓仪。"

李晓仪:"您现在感觉如何?"(关心患者,细心询问)

张阿姨:"我感觉浑身没劲,胸闷不舒服。"

李晓仪:"张阿姨,您别担心,我先给您测一下体温、脉搏、呼吸、血压,咱们再核对一下床号、姓名,好吗?"(核对仔细,严谨认真)

张阿姨:"3床,张××。"

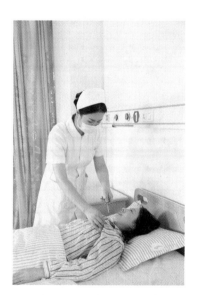

图7-6　放置体温表

(二)操作中场景模拟

李晓仪:"我先给您测量一下体温,请您把衣扣解开,我帮您把体温计放于左腋窝下。"(图7-6)

李晓仪:"请您像我这样夹紧体温计,保持这个姿势10分钟,您不用担心,我会记录

154

时间的。"（面带微笑，示范夹紧体温计的动作）

张阿姨："好的。"（模仿李晓仪动作）

李晓仪："现在我为您测脉搏，请您伸出右手。"

张阿姨："好的。"（张阿姨边说边把手伸出来）

李晓仪："测量时请您暂时不要说话，这样测的结果才会准确。"（一边看表一边测脉搏）

 知识拓展

测量脉搏后，护士仍然保持测量脉搏的动作，在不告知患者测量呼吸的前提下，为患者监测胸廓起伏的次数，以避免患者的主观意识影响测量呼吸的准确性。

张阿姨："好的。"

李晓仪："您的脉搏每分钟 96 次，您呼吸的频率也稍快，是每分钟 24 次。"

张阿姨："这情况很严重吗?"（张阿姨非常担心）

李晓仪："您别紧张，我会及时把测量结果告知王医生，您需要卧床休息，别做剧烈运动。"

李晓仪："现在我给您测一下血压，您这样躺着就好，我帮您把右边的衣服袖子脱掉，好吗?"（李晓仪协助张阿姨脱掉右侧衣袖，同时观察张阿姨左边夹体温计的情况）

张阿姨："好的。"

李晓仪："您的收缩压是 140mmHg，舒张压是 86mmHg，您平时的血压怎样啊?"

张阿姨："我平时的血压比你今天测的要低，这是怎么回事啊?"（张阿姨着急地看着李晓仪）

李晓仪："请您别担心，可能这几天因为身体不舒服，晚上没休息好，再加上您刚才有点紧张，所以血压会稍微有点上升。"（边解释边收拾血压计）

张阿姨："哦哦，这样啊。"（焦急，但暂时松了口气）

李晓仪："体温已经测量 10 分钟了，我把体温计取出来，请您放松左胳膊，好吗?"（边解释边取出体温计）

张阿姨："我的体温怎样?"

李晓仪："是 36.2℃，在正常体温范围内。"

张阿姨："好的。"

（三）操作后场景模拟

李晓仪："张阿姨，生命体征已经测量好了，我会将结果及时汇报给医生，请您先好好休息。"（李晓仪关心地为张阿姨盖好被子）

张阿姨："好的，感谢你，晓仪。"

李晓仪："不客气,这是我们应该做的,谢谢您对我工作的支持。"(李晓仪端治疗盘出病房,轻轻关门)

三、轮椅运送患者

(一)操作前场景模拟

李晓仪："张阿姨,您好。"(微笑,推着轮椅进病房)

张阿姨："你好啊,晓仪。"

(二)操作中场景模拟

李晓仪："张阿姨,咱们现在需要做个心电图检查,心电图室在四楼。我扶您到轮椅上。"(微笑解释,固定轮椅,扶张阿姨坐上轮椅)

张阿姨："晓仪,你想得真周到,还准备了毛毯。"

李晓仪："外面有点冷,咱们出去别感冒了,盖上毛毯,我帮您裹好。"(用毛毯包裹住张阿姨,并用别针固定)

张阿姨："好的,谢谢你。"

李晓仪："不客气,我帮您把脚踏板翻下来,请您把脚放在脚踏板上。"(协助张阿姨放好双脚)

张阿姨："好的,我自己可以放的。"

(三)操作后场景模拟

李晓仪："待会儿在路上,请您手扶住扶手,然后尽量往后坐。如果您有什么不舒服的话,可以随时告诉我,好吗?"(边整理固定毛毯边解释注意事项)

张阿姨："嗯,好的,我知道了。"(图7-7)

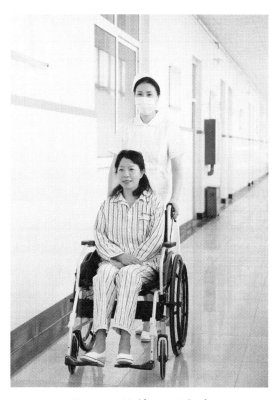

图7-7　轮椅运送患者

四、口服给药

(一)操作前场景模拟

李晓仪："张阿姨,由于心电图显示您心律失常,需要口服地高辛减慢心率,缓解症状,我帮您数一下脉搏好吗?"(图7-8)

张阿姨："好的。"

李晓仪："您的脉搏是90次/min。您以前吃药有过敏的情况吗? 对什么药物过敏?"

张阿姨："从来没过敏。"

李晓仪："张阿姨，我把床给您摇起来。"（李晓仪亲切友善，面带微笑，将床头抬高30°，准备温水）

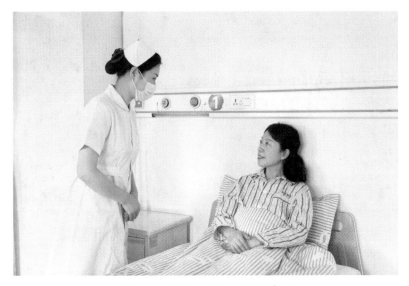

图7-8　详细介绍用药情况

（二）操作中场景模拟

李晓仪："张阿姨，这个药叫地高辛，作用是增强心肌收缩力并减慢心率，每天吃1次，每次吃1粒，现在水温正合适，我把药放在您的药杯中了，现在可以吃了。"（护士将水杯端起，递给张阿姨）

张阿姨："好的。"

（三）操作后场景模拟

李晓仪："张阿姨，药已经吃完了，我把药杯收回了，您先休息，如果用药后您有任何不适，例如恶心、呕吐、视物模糊等症状，及时联系我，我把呼叫器已经放在您的床头了。需要我帮您把床头摇平吗？"

张阿姨："不用了，这样挺舒服的。谢谢你，晓仪。"

五、氧 气 吸 入

（一）操作前场景模拟

李晓仪："张阿姨，您好，我是您的责任护士李晓仪，您现在感觉好点了吗？"（关心患者，询问感受）

张阿姨："我还是有点胸闷、憋气。"

李晓仪："王医生刚才查房后开了医嘱，现在要为您吸入氧气，缓解不适。咱们再核对一下床号、姓名，好吗？"（核对仔细，严谨认真）

张阿姨："3床，张××。"

李晓仪："张阿姨，请您稍等。"

（二）操作中场景模拟

李晓仪："张阿姨，现在要为您吸氧了，您这个姿势舒服吗？"

张阿姨："舒服。"

李晓仪："我先用棉签帮您清洁一下鼻腔，有点儿痒，请您坚持一下。"（轻轻为张某清洁鼻腔，同时耐心询问操作后患者的感受）

张阿姨："好的。"

李晓仪："我已经调节好氧流量了，现在将鼻导管放入您的两侧鼻孔，不会很深，请您放心，像平时一样正常呼吸就可以了。"（图7-9）

张阿姨："好的。"

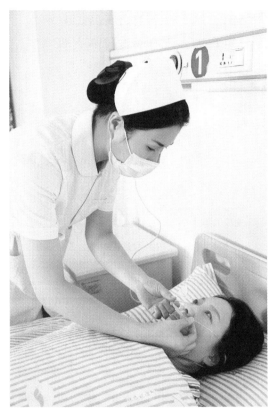

图7-9　插鼻导管

李晓仪："张阿姨，氧流量为您调的是4L/min，请您不要自行调节，注意用氧安全，远离明火和热源，请家属不要在病房内吸烟，在治疗过程中有任何不适，请按呼叫器叫我，我也会随时来看您的，请您好好休息。"

张阿姨："好的，谢谢你，晓仪。"

（三）操作后场景模拟

李晓仪："张阿姨，经过一段时间吸氧，您面色红润了，呼吸也平稳很多，现在给您停氧。"

张阿姨："好的，胸闷、憋气确实好多了。"

李晓仪："我为您取下鼻导管，非常感谢您的理解和配合，好好休息吧。"

六、静脉采血

（一）操作前场景模拟

李晓仪："张阿姨，您好，我是李晓仪，您今天感觉好点了吗？"（面带微笑，做自我介绍，核对腕带，询问患者情况）

张阿姨："半夜里还是有点憋气。"

李晓仪："我今早为您抽个血，看看血液中各项指标是否正常。请问您从昨晚到现在没吃过东西吗？"

张阿姨："没有。"

李晓仪："好的，张阿姨，您稍等，我准备用物。"

（二）操作中场景模拟

李晓仪："张阿姨，咱们开始采血吧，我看一下您的血管情况，请您把手伸出来，手心向上。"

张阿姨："可不可以轻一点，我有点紧张。"

李晓仪："张阿姨，您放心，我的动作会非常轻柔的，您这条血管又粗又直，我会尽量为您一针扎上的，请您相信我。"

张阿姨："好吧，你慢一点啊。"

李晓仪："请放心，张阿姨，为您扎一下止血带，有点紧，请坚持一会，马上要为您消毒，稍微有点凉。我要进针了，请您放松。"

张阿姨："晓仪，你的技术真好，我没感觉到很痛呢。"

李晓仪："张阿姨，您配合得非常好，表现得非常棒！"

（三）操作后场景模拟

李晓仪："张阿姨，血已经抽好了，我帮您按压5分钟，以免出血。"

张阿姨："我自己按压就好了，你先忙吧。"

李晓仪："那谢谢您，您稍用力顺着血管方向按压针眼，您可以多按一会儿。"

张阿姨："好的，是这样按吧？"

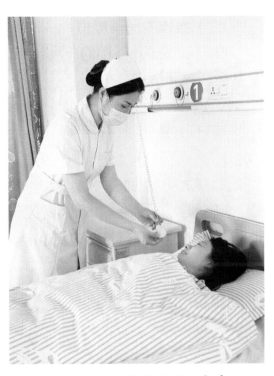

图 7-10　放置呼叫器于床旁

李晓仪："嗯，对，张阿姨，谢谢您的配合。您现在可以吃饭喝水了，我把呼叫器放在您枕边了，有任何不舒服的话，请呼叫我们，我也会经常来看您的，您好好休息吧。"（图7-10）

张阿姨："好的。"

七、静 脉 输 液

（一）操作前场景模拟

李晓仪："张阿姨，您好，我是您的责任护士李晓仪，现在感觉怎么样？"（面带微笑，询问患者情况）

张阿姨："还是有点胸闷。"

李晓仪："张阿姨，医生为您开了静脉输液，药物是丹参注射液，可以缓解您现在的症状，您看可以吗？"（亲切友善，向患者介绍操作目的）

张阿姨："可以，用上胸闷就会好吗？"

李晓仪："张阿姨，丹参具有活血化瘀，通脉养心的功效，可以缓解胸闷气短，心慌心

悸等症状,输液之前咱们再核对一下床号、姓名可以吗?"(对患者的疑问耐心解释)

张阿姨:"好的,3床张××。"

李晓仪:"张阿姨,今天您想扎哪只手?"

张阿姨:"还是右手吧,晓仪,我的血管有点细,也怕痛,你可得轻一点啊。"

李晓仪:"张阿姨,您的血管确定有点细,但是比较直,弹性也很好,我用小一号的针头穿刺,我会很小心的,您放心。输液时间有点长,您需要去卫生间吗?那您稍等,我去准备一下用物。输液架在这,您活动时请小心。"(细心安抚患者)

张阿姨:"好的。"

(二)操作中场景模拟

李晓仪:"张阿姨,咱们开始输液吧。您这样躺着舒服吗?给您垫个治疗巾,我再看看血管,您不要紧张。"

张阿姨:"没关系,我相信你。"

李晓仪:"谢谢您,张阿姨,我要为您扎止血带了,有点紧,可以使血管更充盈。现在为您消毒,可能会有点凉。张阿姨,请您握拳,我准备进针了,可能会有轻微刺痛,请您放松。好的,见到回血了,请您松拳,我帮您固定。"

李晓仪:"张阿姨,液体已经给您输上了,滴速调节为40滴/分,为了您的输液安全,请您不要自行调节。"(图7-11)

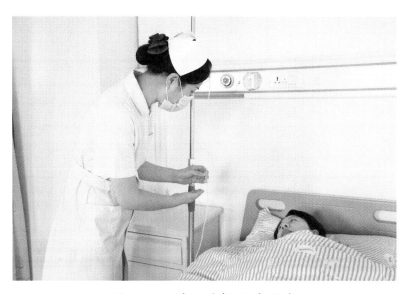

图7-11　详细讲解用药滴速

张阿姨:"晓仪,40滴太慢了吧,我想滴快一点。"

李晓仪:"张阿姨,输液速度是根据您的年龄、病情和药物性质决定的,速度过快,会加重您的心脏负担。丹参属于中药制剂,滴注太快容易出现过敏反应,所以最好不要超过每分钟40滴。"

张阿姨:"我明白了,放心,我不会自己调节的。"

李晓仪：“感谢您的配合！扎了针的手，尽量平行移动，不要上下弯动，以免针头穿出血管外。您还有什么其他需要帮助的吗？您好好休息，有事请按铃。”

（三）操作后场景模拟

李晓仪每隔15至30分钟巡视病房，输液完毕后拔针。

李晓仪：“张阿姨，我看过医嘱了，您今天的液体输完了，我准备为您拔针，拔针后您沿着血管方向按压，直到不出血为止。您这个姿势舒服吗？呼叫器给您放枕边了，有事请按铃叫我。”（拔针后协助张阿姨按压针眼）

张阿姨：“谢谢你！晓仪。”

 知识拓展

人际交往的白金法则

1987年，美国学者亚历山大德拉博士和奥康纳博士提出了人际交往的白金法则。它的核心理念是：人际交往中要取得成功，就一定要做到交往对象需要什么，我们就在合法的条件下满足对方什么，也就是说别人希望你怎么对待他们，你就怎么对待他们。这要求我们要花些时间去观察和分析别人，真正去了解别人，在符合法律和道德规范要求的前提下，以他们认为最好的方式而不是我们喜欢的方式去对待他们，这样才会让对方觉得更称心自在。

八、晨晚间护理

（一）操作前场景模拟

李晓仪：“早上好，张阿姨，昨晚睡得好吗？看您精神好多了呢，我来帮您梳洗一下好吗？”（李晓仪亲切友善，面带微笑，）（图7-12）

张阿姨：“昨晚睡得很好，一觉到天亮呢。晓仪，你每天早晚帮我做梳洗，让我晚上休息好，早晨有精神，真是谢谢你呀！”（图7-13）

李晓仪：“张阿姨，您别客气，您能康复是对我们医护人员最大的肯定，您现在需不需要去一下卫生间？”（关闭门窗，调节室温，协助患者大小便）

张阿姨：“不用了，我刚才已经去过了。”

（二）操作中场景模拟

李晓仪：“张阿姨，我扶您坐在床边，现在为您梳洗，请您配合我，有什么不舒服请您告诉我。”（李晓仪动作轻柔，帮助患者口腔护理、洗脸、梳头、更换衣物）

张阿姨：“太舒服了，谢谢你。”

李晓仪：“张阿姨，您别客气，请您坐到椅子上，我为您更换一下床单。”（扶患者坐到旁边的椅子，湿扫床单位，并更换床单，动作轻柔，避免灰尘飞扬）

张阿姨：“好的，谢谢啦。”

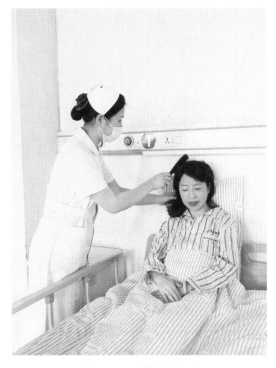
图 7-12　晨间护理

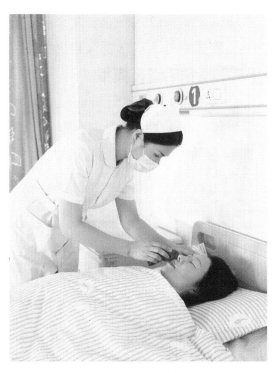
图 7-13　晚间护理

（三）操作后场景模拟

李晓仪："张阿姨，今天天气很好，我为您开窗通通风，好吗？30 分钟后我为您关上。"

李晓仪："阿姨，晨间护理已经完成了，您可以休息了，呼叫器放您枕边，有事按铃叫我。"

张阿姨："好的，谢谢你，晓仪。"

九、出院护理

（一）出院前场景模拟

李晓仪："张阿姨，您的身体已经恢复，医生已经开了出院医嘱，您明天就可以出院了。"

张阿姨："听到这个消息太好了。"

李晓仪："张阿姨，祝贺您康复出院。"

张阿姨："谢谢啊！晓仪。"

（二）出院当日场景模拟

李晓仪："张阿姨，您的出院手续都办好了吗？"

张阿姨："办好了，晓仪，这段时间真是麻烦你了。"

李晓仪："张阿姨，您别客气，这都是我应该做的。我帮您取下手腕带吧，这是您的出院带药，记得回家要按时按量服用，饮食要清淡，不要太劳累，避免着凉。如果又有反复胸痛、胸闷等症状,一定及时回来复诊,这是我们科室的联系方式,您可以随时电话沟通。"

张阿姨:"真是太感谢了!晓仪。"

李晓仪:"您的东西都收拾好了吗?我送您到电梯口吧。阿姨,您慢走!"(图7-14)

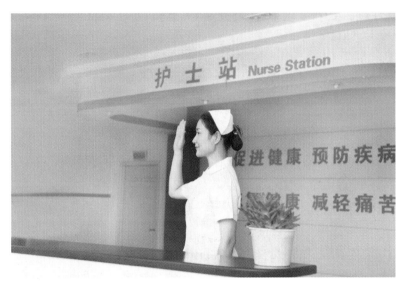

图 7-14 送别出院患者

(三)出院后场景模拟

患者出院后,李晓仪撤去床头卡,开窗通风,消毒液擦拭床旁桌、床旁椅,将床单位常规处理,进行终末消毒,更换枕套、床单、被罩,铺备用床准备迎接新患者。

【任务实施】

1. 请同学们自由组合,4~6人一组,认真查看并分析情景,分析为什么护士长上午夸奖李晓仪,下午又对她皱眉?

2. 请分析情景中李晓仪值得学习的地方,请写出至少两条,并说明原因;

3. 请分析情景中李晓仪存在的问题,请写出至少两条,并提出改进措施;

4. 将学习结果进行汇报交流;

5. 请老师和其他同学评价学习效果。

【任务评价】

表7-2 学习评价表

评价项目	评价内容	自评	互评	教师点评
礼仪知识	熟练掌握常用护理操作的礼仪规范			
礼仪技能	能够正确演示常用护理操作礼仪规范; 能够对其他同学常用护理操作礼仪规范正误进行 判断; 注重学习中的沟通礼仪,团队合作融洽			

评价项目	评价内容	自评	互评	教师点评
礼仪态度	注重行为礼仪习惯的养成； 善于沟通，在学习过程中处处体现出较强的礼仪素质			
综合评价				
努力方向				

【任务拓展】

〖**基础**〗 李晓仪认为，建立良好的护患关系需将护士仪表礼仪、行为礼仪、言谈礼仪和工作礼仪综合运用，你的想法跟她一样吗？请举例说明理由。

〖**提高**〗 如果你是李晓仪，你会采取哪些措施促进护患交流，赢得信任，顺利完成护理工作？

〖**挑战**〗 临床工作中沟通非常重要，例如患者住院期间病情变化、治疗用药调整、有创检查及风险处置前的告知，检查和治疗的配合等，请同学分组进行模拟训练。

李晓仪日记

不知不觉工作已经满一年啦，我对护士工作有了更深的体会。刚入职时，我本以为护士的操作技能代表工作能力，于是苦练技术，终于能够做到为患者穿刺"一针见血"，也得到患者的认可。我把精力全部放在提高技术上，却忽略了一些护士基本素质，放松了对自己的礼仪要求。护士长教导我：为患者提供优质护理服务，不仅要有过硬的操作技术，更要有爱心、细心、耐心和责任心，为患者提供人性化的护理服务，使患者不但获得满意的诊疗，而且在精神和心理上得到安慰和舒适。我铭记于心，在护理工作中加强礼仪素养，细心关怀每一名患者，虽然有时很辛苦，但更收获满满的感动。

3床张阿姨因冠心病入院，她儿女工作繁忙，来医院次数少，因此我每天在上班前下班后都到张阿姨床边，询问是否有需要帮忙的事情，我认为这是我的举手之劳，本没放在心上。有一次，我在输液时，没有做到一针见血，当时我紧张得都快哭了，一个劲儿地道歉，没想到张阿姨非但没有责怪我，反过来安慰我，连说没关系，在张阿姨的鼓励下穿刺才成功。后来张阿姨病好出院，向护士长好一个夸奖我，并给我写了一封感谢信，感谢我在她住院期间的照顾，我内心既感动又自豪，我真心体会到一名护士的幸福，也更体会到护士职业的光荣。

我会在今后的工作中对每一位患者"以礼相待"，对每一个生命充满尊重，对护理职业心生敬畏。

我坚信，通过自己的不断努力，我一定能成为一名优秀的护士！

加油，李晓仪！

（刘旭琴　马丽）

附 录

实 践 指 导

实践一 护士仪表礼仪规范训练

【实践目的】

1. 具有良好的职业礼仪素养,正确的审美观。

2. 掌握护士服、护士帽和口罩的穿戴方法和规范。

3. 熟悉护士职业妆的化妆步骤和方法,不同发式的梳理和妆饰规范。

4. 能够为自己设计恰当的职业形象。

5. 学会真诚微笑,养成倾听和交流的习惯。

【实践准备】

1. 环境准备 光线充足、温度适宜,带有座椅和镜子的实训室。

2. 物品准备

(1)工作服饰:裙式护士服、分体护士服、洗手衣、手术衣、护士帽、圆帽、口罩、胸牌等。

(2)头发修饰用品:梳子、发网、发卡、皮筋等。

(3)化妆用品:粉底、眉笔、眼影、睫毛膏、唇膏、腮红、化妆刷等。

3. 学生准备 护士工作服、护士帽、口罩、胸牌等。

【实践学时】

2学时。

【实践方法与过程】

活动一 工作服饰规范训练

1. 教师示范或播放视频,逐步讲解护士不同类型的工作服、工作帽、口罩和胸牌的穿着佩戴方法。

2. 学生2~4人一组,练习穿工作服,戴护士帽、口罩和胸牌。

3. 练习完毕后进行分组展示,教师及学生对每组的展示结果进行评价,并指出改进方法。

4. 按照教师和同学们的建议进行调整和完善。

活动二 微笑训练

1. 教师示范或播放视频,讲解微笑的程度及方法。

2. 学生2~4人一组,练习微笑的方法。

3. 分组展示,选出笑容最美的同学。

4. 以笑容最美的同学为榜样,训练自己的最佳笑容。

活动三　头面部妆饰训练

1. 教师示范或播放视频,讲解护士不同发式的梳理和妆饰规范。

2. 学生2～4人一组,练习不同发式的梳理技巧和简易化妆技巧。

3. 妆饰完毕后进行分组展示,教师及学生对每组的妆饰进行评价,并指出改进方法。

4. 按照教师和同学们的建议进行调整和完善。

【综合演练】

医院内科护士小刘,长发;急诊科护士小王,短发。清晨两人上班进入更衣室,更换工作服后要到护士站交接班。请分别为她们设计符合其身份的职业形象。

【评价要点】

1. 学习态度　是否积极认真地参与并较好地完成了训练任务。

2. 技能发展　是否能在教师的指导下正确完成工作服饰穿戴、发式梳理以及护士职业妆。

3. 职业情感　是否在训练过程中严谨、认真,体现出护士的职业风范。

4. 团队精神　是否积极参与团队活动;团队成员之间是否团结协作、相互指导;是否具有集体荣誉感。

5. 创新精神　是否具有发散思维,能够多角度分析问题,解决问题;是否能够灵活运用仪表礼仪知识塑造职业形象。

【礼仪之星】

请选出班级的礼仪之星和小组中的礼仪之星。

姓名:＿＿＿＿＿＿＿＿

（冯　辉）

实践二　基本行为礼仪训练

【实践目的】

1. 具有严谨规范的训练态度;

2. 掌握基本的站姿、坐姿、行姿和蹲姿、手姿;

3. 熟悉五种姿态的要领和训练方法;

4. 了解基本行为礼仪的禁忌;

5. 学会根据行为礼仪规范的要求检视自己和他人,并加以改进和完善。

【实践准备】

1. 物品准备　能播放音乐的设备以及舒缓的音乐;椅子;录像或照相器材。

2. 环境准备　形体训练室或较为宽敞的实践室,宽敞明亮,温湿度适宜,有能照全身的落地镜子。

3. 护生准备　穿戴好护士服、护士鞋、护士帽等。

【实践学时】

2学时。

【实践方法与过程】

活动一　站姿训练

1. 教师示范或播放录像,讲解护士基本站姿、不同站姿的礼仪规范以及站姿的训练方法。

2. 学生6~8人一组,练习各种规范站姿。

(1)靠墙训练:背靠墙站立,使枕部、双肩胛、臀部、小腿、脚后跟紧贴靠墙,全身肌肉绷紧,坚持5min~10min,可以使身体平、挺、直、稳,矫正缩肩弓背、探头等不良姿态。

(2)面对面训练:同学两两面对面,相互检查站姿及整体形象,发现问题及时相互纠正。注意姿势协调、自然、挺拔。

(3)提踵训练:提起脚后跟,使足跟悬空,用脚掌支撑全身的重量,肌肉绷紧。每次持续5秒钟,然后足跟落地放松2~3秒钟。尽量保持静止不动,以练习平衡感。

(4)照镜训练:面对镜面,检查自己的站姿及整体形象,发现问题及时纠正。

3. 教师巡视同学训练情况,对同学出现的问题进行纠正。

活动二　坐姿训练

1. 教师示范或播放录像,讲解基本坐姿、不同坐姿的礼仪规范以及坐姿的训练方法。

2. 学生6~8人一组,练习各种规范坐姿。

(1)就座:从左侧一方走向自己的座位,背对座位,右脚向后退半步,单手或双手抖平衣裙下摆,上身保持直立,轻稳地就座,坐于椅面的前1/2~2/3位置,尽量使动作轻盈,从容自如。

(2)坐姿:女士就座后,保持上部身体直立,两肩平正放松,两臂自然弯曲放在大腿上,两腿并拢,双脚自然踏平。上身与大腿、大腿与小腿、小腿与地面均呈自然的90°,双手搭握,轻放在大腿上或腹部,然后练习正襟危坐式、双腿斜放式、前伸后屈式等。

男士就座后,两膝可略微分开,但一般不超过肩宽,双手放于双腿上。

(3)离座:离座起立时,右腿先向后退半步,然后上身直立站起,收右腿,从左侧还原到入座前的位置。

3. 教师巡视同学训练情况,对同学出现的问题进行纠正。

活动三　行姿训练

1. 教师示范或播放录像,讲解行姿的礼仪规范以及行姿的训练方法。

2. 学生6~8人一组,练习正确的行姿。

(1)摆臂训练:两臂以躯干为中心,前后自然直摆,前约35°,后约15°。

(2)步幅步位训练:行走时脚尖向前,双脚踩在一条线的两侧,落步轻盈,步幅约一脚之距,步速稳健快捷。注意矫正内外八字步,及步幅过大或过小。

（3）稳定性训练：将书本放在头顶，保持行走时头正、颈直、目不斜视，练习行走者的稳定性。矫正头颈不直、重心不稳等不良的行姿。

（4）协调性训练：起步前倾，重心应从足中移到足的前部，当前脚落地后脚离地时，膝盖伸直，踏下脚时再稍微松弛，并立刻使身体重心落于足的中央，不可偏斜。

训练时配以节奏感较强的音乐，注意掌握好行走的速度、节拍，保持身体平衡，双臂摆动对称，动作协调自然。

3. 教师巡视同学训练情况，对同学出现的问题进行纠正。

活动四　蹲姿训练

1. 教师示范或播放录像，讲解基本蹲姿、不同蹲姿的礼仪规范以及蹲姿的训练方法。

2. 学生6～8人一组，练习各种规范蹲姿。

（1）下蹲：在站姿的基础上，头略偏于右侧，右腿稍后退半步，单手或双手从身后腰部向下捋平衣裙下摆，上身保持直立，两腿靠紧下蹲，注意动作协调、自然、优美。

（2）起身：右手拾物或双手拾物站起，右脚向前半步，然后再行走，显得雅观、优美。

3. 教师巡视同学训练情况，对同学出现的问题进行纠正。

活动五　手姿训练

1. 教师示范或播放录像，讲解手姿的方法和礼仪规范。

2. 学生6～8人一组，练习手姿的礼仪规范。

（1）垂放、背手、持物等手姿将在站姿、行姿、坐姿、蹲姿等行为礼仪中练习。

（2）指示：在站姿的基础上，注视对方，抬起右手或左手至一定高度，四指并拢，拇指与其他四指微分开，指尖指向所指方向，同时伴以相应的语言，如"您好，请您向右走"，或"会议室在三楼，请您跟我走"。

训练时，可结合所学的站、行、坐、蹲姿等连贯练习。

3. 教师巡视同学训练情况，对同学出现的问题进行纠正。

【综合演练】

1. 请同学们以小组为单位，将本次实践训练内容自行编排成一个小节目，配上音乐，按小组进行展示。

2. 教师对每组同学的姿态进行评价，并提出改进方法。

3. 同学按照教师的建议进行调整和完善。

【评价要点】

1. 学习态度　是否积极认真地参与并较好地完成了训练任务。

2. 技能发展　是否能在教师的指导下顺利完成各种姿态的训练；姿态是否标准、规范。

3. 团队协作　是否积极参与团队活动；团队成员之间是否相互协作、相互指导、配合默契。

4. 创新精神　展示及节目组织是否新颖、有创意；是否能在具体的情境中灵活恰当地运用仪态礼仪规范。

5. 职业情感　训练过程中是否严谨、认真；能否规范自己的举止，保持优雅的仪态，体现护士的职业风范。

【礼仪之星】

请选出班级的礼仪之星和小组中的礼仪之星。

姓名：＿＿＿＿＿＿

（邢世波）

实践三　护士工作行为礼仪训练

【实践目的】

1. 具有吃苦耐劳的工作精神；

2. 掌握推治疗车、端治疗盘、持病历夹、搬放椅子、开关门和推轮椅等行为礼仪的要领；

3. 熟悉六种姿态的训练方法；

4. 了解护士工作中的仪态礼仪的各种场合应用；

5. 学会遵守护士行为礼仪规范，学会根据行为礼仪规范的要求检视自己的行为，并加以改进和完善。

【实践准备】

1. 用物准备　治疗车、治疗盘、病历夹、椅子和轮椅等。

2. 环境准备　形体训练室或较为宽敞的实践室，宽敞明亮，温湿度适宜，有能照全身的落地镜子。

3. 护生准备　穿戴好护士服、护士鞋、护士帽等。

【实践学时】

2学时。

【实践方法与过程】

活动一　持病历夹训练

1. 教师示范或播放录像，讲解持病历夹的方法和礼仪规范。

2. 学生6～8人一组，练习持病历夹的礼仪规范。

（1）站立：左手持文件夹上1/3或中部，正面向内，放于侧胸或侧腰，右手自然下垂或扶托。

（2）行走：肩部自然放松，上臂贴近躯干，文件夹正面向内，右手自然摆臂。

（3）书写或阅读：左手上臂和前臂呈90°，将文件夹平稳托于前臂和左手上，右手协助轻扶文件夹或打开记录。

3. 教师巡视同学训练情况，对同学出现的问题进行纠正。

活动二　端治疗盘训练

1. 教师示范或播放录像，讲解端治疗盘的方法和礼仪规范。

2. 学生 6～8 人一组,练习端治疗盘的礼仪规范。

(1)站立:上臂贴近躯干,小臂与上臂呈 90°,双手托盘底两侧边缘的中部,四指在下自然分开,拇指在侧。

(2)行走:行走时整体要求同行姿的各项要求,重心、盘面平稳。

3. 教师巡视同学训练情况,对同学出现的问题进行纠正。

活动三　推治疗车训练

1. 教师示范或播放录像,讲解推治疗车的方法和礼仪规范。

2. 学生 6～8 人一组,练习推治疗车的礼仪规范。

同行姿要求,上身前倾,身体距治疗车 20～30 厘米,将重心集中于前臂,两臂均匀用力,保持上身平直,把稳方向,速度均匀。

3. 教师巡视同学训练情况,对同学出现的问题进行纠正。

活动四　搬放椅子训练

1. 教师示范或播放录像,讲解搬放椅子的方法和礼仪规范。

2. 学生 6～8 人一组,练习搬放椅子的礼仪规范。

(1)搬椅子:侧立于椅子后面,双脚前后分开,双腿屈曲,呈半蹲姿,一手将椅背夹于手臂与身体之间,另一手自然扶持椅背上端,抓稳椅子靠背,起身前行。

(2)放椅子:双脚前后分开,双腿屈曲,呈半蹲姿,轻轻放下椅子,起身前行。

3. 教师巡视同学训练情况,对同学出现的问题进行纠正。

活动五　开关门训练

1. 教师示范或播放录像,讲解开关门的方法和礼仪规范。

2. 学生 2 人一组,练习开关门的礼仪规范。

(1)开门礼仪

两人一组,甲做门,掐腰做门把;

乙敲门,"咚咚咚";

甲:"请进";

乙:推门进入两步,面向室内人员,点头致意,说"您好",站在门旁,再轻轻地把门关上。

(2)关门礼仪

乙:面向门,拉开门把,出门并转身,向室内人员点头致意,说"再见",再轻轻地把门关上。

3. 教师巡视同学训练情况,对同学出现的问题进行纠正。

活动六　推轮椅训练

1. 教师示范或播放录像,讲解推轮椅的方法和礼仪规范。

2. 学生 6～8 人一组,练习推轮椅的礼仪规范。

一人立于轮椅后面,一人扮演患者坐于轮椅上,护士推送患者行走。运送过程中要保持车速平稳,提前提示方向,及时关闭车闸,根据病情需要保护患者。

3. 教师巡视同学训练情况,对同学出现的问题进行纠正。

【综合演练】

1. 情境演练

(1)在某医院门诊大厅,李护士是今天的导诊护士,这时一位头发花白的老人被家人背进门诊大厅。李护士立即迎了上去,引导来诊者坐在就近的椅子上,然后推来轮椅,护送就诊者到就诊地点。

（2）病房内,护士长带领三名护士进行床边交班,护士手持病历夹,交班时王护士发现3床的椅子在门边放置,等大家走出病房后,王护士将椅子搬回病床床尾。

2. 综合演练

请同学们以小组为单位,将本次实践训练内容自行编排成一个小的情景剧,配上音乐,按小组进行展示。

3. 教师对每组同学的姿态进行评价,并提出改进方法。

4. 同学按照教师的建议进行调整和完善。

【评价要点】

1. 学习态度　是否积极认真地参与并较好地完成训练任务。

2. 技能发展　是否能在教师的指导下顺利完成各种工作内容的训练;姿态是否标准、规范。

3. 职业情感　训练过程中是否严谨、认真;行为和对话中是否体现了对患者的体贴关爱;在工作中能否规范自己的举止,保持优雅的仪态,体现护士的职业风范。

4. 团队精神　是否积极参与团队活动;团队成员之间是否相互协作、相互指导、配合默契;设计的情境模拟是否真实合理。

5. 创新精神　展示及节目组织是否新颖、有创意;是否能在突发情况下灵活恰当地运用仪态礼仪规范。

【礼仪之星】

请选出班级的礼仪之星和小组中的礼仪之星。

姓名:＿＿＿＿＿＿＿

（邢世波）

实践四　护士言谈礼仪训练

【实践目的】

1. 具有良好的言谈礼仪修养。

2. 掌握与患者谈话的原则、技巧、禁忌。

3. 熟悉住院患者的接待工作流程。

4. 学会运用言谈技巧与患者进行良好的交流与沟通。

【实践准备】

1. 用物准备　病历夹、住院病历等。

2. 环境准备　模拟护士站、模拟病房,有病床、桌子、椅子等。

3. 护生准备

（1）着装整洁,符合护士行为规范;

（2）复习言谈礼仪相关知识;

（3）熟悉案例,准备言谈提纲;

（4）了解医院环境及规章制度。

4. 标准化患者准备　熟悉情景案例,能尽量真实地模拟患者。

【实践方法与过程】

活动一　接待技巧训练

1. 情景设计　张先生,男性,29岁,因外出春游后出现咳嗽、咳痰伴喘息、气急1天,以哮喘持续状态收住入院。带教老师安排李晓仪接待患者。

2. 编写脚本　以小组为单位,根据案例情景,讨论设计李晓仪应如何迎接患者,编写脚本和对白。

3. 角色扮演　小组成员根据自己编写的脚本和对白,分别扮演李晓仪、患者以及患者家属进行训练,教师巡回指导。

4. 结果展示　训练完毕后随机抽取小组展示,教师及学生对展示的结果进行评价,并给出理由,指出改进方法。

5. 按照教师和同学们的建议进行调整和完善。

活动二　解释与鼓励技巧训练

1. 情景设计　吴女士,21岁,大学生,因发现乳房肿块入院,于昨日行手术治疗,目前生命体征平稳。因觉得不好意思,所以每次查看乳房情况时都不太愿意配合。今天早上护士长安排李晓仪进行床旁交班。

2. 编写脚本　以小组为单位,根据案例情景,讨论设计李晓仪应如何与患者沟通,以解除患者的思想顾虑,编写脚本和对白。

3. 角色扮演　小组成员根据自己编写的脚本和对白,分别扮演李晓仪、患者以及患者家属进行训练,教师巡回指导。

4. 结果展示　训练完毕后随机抽取小组展示,教师及学生对展示的结果进行评价,并给出理由,指出改进方法。

5. 按照教师和同学们的建议进行调整和完善。

活动三　安慰与劝说技巧训练

1. 情景设计　王女士,38岁,家庭幸福,平时非常在乎自己的外表。但在一次意外事故中导致右侧肱骨干骨折,面部及颈部皮肤被严重划伤。李晓仪在查房时看见王女士在哭泣,家属在旁边束手无策。李晓仪应该如何安慰王女士呢?

2. 编写脚本　以小组为单位,根据案例情景,讨论设计李晓仪应如何安慰患者,编写脚本和对白。

3. 角色扮演　小组成员根据自己编写的脚本和对白,分别扮演李晓仪、患者以及患者家属进行训练,教师巡回指导。

4. 结果展示　训练完毕后随机抽取小组展示,教师及学生对展示的结果进行评价,并给出理由,指出改进方法。

5. 按照教师和同学们的建议进行调整和完善。

【评价要点】

1. 学习态度　是否积极参加学习活动,训练前是否按要求做好充分准备,能否积极参与并按要求完成训练任务。

2. 技能发展　语言是否文明规范,称谓是否恰当;是否根据需要运用言谈技巧;是否存在言谈禁忌。情景演示是否连贯、顺畅、符合逻辑和临床实际;交谈是否有效;角色安排时是否考虑到每个人的个性特点;训练过程是否积极、有序。

3. 职业情感　训练中能否站在对方的角度去思考问题;是否精神饱满;能否体现出对护理专业的热爱。

4. 团队精神　是否积极参与团队活动,小组成员配合是否默契;是否积极参与并相互促进;是否能合作完成任务,有集体荣誉感。

5. 创新精神　语言组织与表达是否流畅、有新意。

【礼仪之星】

请选出班级的礼仪之星和小组中的礼仪之星。

姓名:＿＿＿＿＿＿＿＿

（刘小蓉）

实践五　护士交往礼仪训练

【实践目的】

1. 具有良好的礼仪素养。

2. 掌握称谓礼仪、介绍礼仪、电话礼仪、引导礼仪及常用行礼方式的要领。

3. 熟悉合理称呼患者、正确介绍自己与他人、使用电话或手机礼貌通话的方法。

4. 学会在日常生活、工作中正确运用交往礼仪。

【实践准备】

1. 环境准备　光线充足、带有落地镜的实训室。

2. 用物准备　名片、电话、椅子等。

3. 护生准备

（1）能够熟练掌握称谓礼仪、介绍礼仪、电话礼仪、行李致意、引导礼仪等主要的礼仪规范。

（2）护生应衣帽整齐，着装整洁，符合护士行为规范要求。

（3）课前根据需要做好分组。

【实践学时】

1学时。

【实践方法与过程】

活动一　称谓礼仪

1. 教师示范或播放视频，讲解不同身份患者的称谓规范。

（1）通用称谓："王先生""刘女士"。

（2）职业称谓："李医生""王护士"。

（3）职务称谓："杨校长""张经理"。

（4）姓氏称谓："老张""小王""王老"。

（5）亲属称谓："宋大爷""陈奶奶""周阿姨"。

（6）零称谓："您好"。

2. 学生2～4人一组，练习称谓方法。

1床，张××，女，30岁，教师。

2床，李××，男，52岁，局长。

3床，席××，男，66岁，退休工人。

4床，王××，男，22岁，大学生。

3. 教师及学生对每组的称谓方式进行评价，并指出改进方法。

4. 按照教师和同学们的建议修改称谓方式。

活动二　介绍礼仪

1. 教师示范或播放视频，讲解介绍的顺序与方法。

（1）工作式自我介绍

1）"张大姐您好，我是您的责任护士李晓仪，您在医院治疗期间，我将全程为您服务。"

2）"您好，我叫李晓仪，是××医院呼吸内科的护士。"

（2）他人介绍

"护士长，这位是××卫生学校来参加实习的李晓仪；李晓仪，这位是护士长。"

（3）递送名片及介绍礼仪

红十字会工作人员王××：站立，行点头礼时说"您好！"双手握住名片上方两角，名片以正面向对方出示，目光正视对方，上身略前倾，郑重递送给对方，此时目光看向正下方，说"这是我的名片，请多关照。"

护士刘××：起身，双手接名片后，先认真看名片上内容，"王××您好，很高兴认识你，"并将名片收好。

王××："希望以后能保持联系。"

刘××："好的。"

王××(刘××):"再见。"

2. 学生2~4人一组,练习介绍的方法。

（1）工作式自我介绍。

（2）他人介绍。

（3）递送名片及介绍。

3. 教师及学生对每组的介绍方法进行评价,并指出改进方法。

4. 按照教师和同学们的建议进行完善。

活动三　电话礼仪

1. 教师示范或播放视频,讲解电话礼仪规范。

"铃铃铃"

李晓仪:"您好,这里是心内一科。"

医务科干事:"您好,这里是医务科,请问护士长在吗?"

李晓仪:"护士长正在查房,我是李晓仪,请问有什么事情需要转告吗?"

医务科干事:"请转告护士长,中午12:00前上报明天参加核酸采集人员的名单。"

李晓仪:"好的,我会转告护士长,让她中午12:00前向医务科上报明天参加核酸采集人员的名单。请问还有其他事情需要转告吗?"(同时将转告信息记录在纸上)。

医务科干事:"没有了,谢谢。再见。"

李晓仪:"不客气,再见。"

2. 学生2~4人一组练习电话礼仪。

患者李欣,女,16岁,学生,因腹痛由母亲陪同就诊,在急诊科检查后,初步诊断为急性阑尾炎。患者及家属来到内科病房,护士接待并安排患者入院。

（1）急诊护士打电话通知住院处。

（2）住院处电话通知病区有新患者入院。

3. 教师及学生对每组的练习效果进行评价,并指出改进方法。

4. 按照教师和同学们的建议进行完善。

活动四　行礼致意

1. 教师示范或播放视频,讲解行礼致意规范。

2. 学生2~4人一组练习行礼致意。

（1）问候礼

（2）握手礼

（3）鞠躬礼

（4）点头礼

（5）挥手礼

（6）微笑致意

3. 教师及学生对每组的练习结果进行评价,并指出改进方法。

4. 按照教师和同学们的建议进行调整和完善。

活动五　引导礼仪

1. 教师示范或播放视频,讲解引导礼仪规范。

（1）近距离提示

（2）原地引导

（3）伴随引导

（4）楼梯引导

（5）电梯引导

（6）进门引导

2. 学生 2~4 人一组，分别练习六种引导礼仪。

3. 教师及学生对每组的练习结果进行评价，并指出改进方法。

4. 按照教师和同学们的建议进行调整和完善。

活动六　综合演练

患者张强，男，42 岁，建筑工人，高空作业不慎从高处掉落，120 紧急送往急诊科，经初步检查后确认需尽快进行骨科手术。急诊科护士电话通知手术室尽快安排手术，同时通知住院处有新患者入院。此时患者家属来到急诊科。王护士负责接待，并帮助患者家属办理入院手续。

（1）急诊护士打电话通知住院处。

（2）住院处电话通知病区有新患者入院。

（3）患者术后回到病房内，病房护士向患者进行自我介绍；并将新入院患者向同病房患者作介绍。

【评价要点】

1. 学习态度　在训练前按要求做好充分准备，稳重，得体、大方，显示良好的礼仪素养，并按要求完成训练任务，充分展现自信。

2. 技能发展　练习符合电话礼仪规范要求，恰当地使用电话基本文明用语；根据介绍礼仪规范地进行自我介绍和他人介绍；穿着整齐、举止端庄、语言交流顺畅；各种行礼姿态标准；符合规范要求。

3. 职业情感　练习过程中严谨、认真，面带微笑、态度温和亲切。具有严谨、务实、精益求精的工作态度。

4. 团队精神　积极参与，角色分工明确，团队成员之间相互配合默契、团结互助，共同协作练习，有集体荣誉感。

【礼仪之星】

请选出班级的礼仪之星和小组中的礼仪之星。

姓名：＿＿＿＿＿＿＿

（张雅静）

实践六 护士日常接待工作礼仪训练

【实践目的】

1. 具有尊重客人和患者,换位思考,融洽沟通的能力。

2. 掌握接待礼仪中迎宾礼仪、来宾次序、乘车礼仪、送别礼仪及馈赠礼仪要领。

3. 熟悉宴会礼仪、会议礼仪、参观礼仪的要求。

4. 学会在各种情景中规范使用接待和送别礼仪。

【实践准备】

1. 环境准备 礼仪训练室,室内清洁、安静、明亮、宽敞。

2. 物品准备 桌椅、电话、一次性水杯、笔、纸张、模拟礼品盒等。

3. 学生准备

(1)护生衣帽整洁,符合护士仪表规范要求。

(2)复习相关内容。

(3)课前进行分组,学生4~6人一组。

【实践学时】

2学时。

【实践方法与过程】

活动一 接待礼仪训练

1. 情景设计 李晓仪所在的市人民医院今天举办造口护理学习班,学习班结束后专家和学员参观医院病区。护理部主任安排李晓仪负责对领导和专家的接待工作。

2. 教师讲解 对分组角色演练进行讲解,提出重点训练内容为引导的手势、楼梯指引、电梯指引、来宾次序及乘车礼仪等。

3. 角色扮演 以小组为单位,采用角色扮演法进行训练,教师巡回指导。

4. 结果展示 训练完毕后随机抽取小组展示,教师及学生对展示的结果进行评价,并指出改进方法。

5. 按照教师和同学们的建议进行调整和完善。

活动二 馈赠礼仪训练

1. 情景设计 两天的学习班快结束了,护士长请李晓仪认真考虑,给这些领导和专家赠送什么样的礼品比较有纪念意义,应当如何赠送。由李晓仪负责办理。

2. 教师讲解 对分组角色演练进行讲解,提出重点训练内容为礼品的选择、赠礼的时机、方法、禁忌等。

3. 角色扮演 以小组为单位,采用角色扮演法进行训练,教师巡回指导。

4. 结果展示 训练完毕后随机抽取小组展示,教师及学生对展示的结果进行评价,并指出改进方法。

5. 按照教师和同学们的建议进行调整和完善。

活动三 送别礼仪训练

1. 情景设计 学习班顺利闭幕,护士长让李晓仪安排为领导和专家送行。

2. 教师讲解 对分组角色演练进行讲解,提出重点训练内容为安排合适的交通工具、热情握手、礼貌语言话别等。

3. 角色扮演　以小组为单位,采用角色扮演法进行训练,教师巡回指导。

4. 结果展示　训练完毕后随机抽取小组展示,教师及学生对展示的结果进行评价,并指出改进方法。

5. 按照教师和同学们的建议进行调整和完善。

【综合演练】

医院拟举办一期国际护理沙龙,请同学们设计一个合理的接待和送别方案。

【评价要点】

1. 学习态度　是否积极参与学习和训练,训练前是否按要求做好充分准备,并按要求完成训练任务。

2. 技能发展　情景演示中是否符合接待礼仪规范;是否仪表端庄,举止大方,热情待客,引导方式规范,送客礼仪规范;是否符合送别礼仪要求;是否符合馈赠礼仪原则。

3. 职业情感　练习过程中是否严谨、认真;是否态度和蔼可亲,体现护士的职业风范。

4. 团队精神　是否积极参与团队活动,主动配合,团结协作,相互指导,有集体荣誉感。

【礼仪之星】

请选出班级的礼仪之星和小组中的礼仪之星。

姓名:＿＿＿＿＿＿＿

（宋海燕）

实践七　护士综合礼仪素质训练

【实践目的】

1. 具有基本的护理操作礼仪素质和良好的职业形象。

2. 掌握临床基础护理技能操作流程和沟通技巧。

3. 熟悉护理操作的礼仪要求。

4. 了解常用护理操作礼仪规范。

5. 学会将护士仪表、行为、言谈、交往、接待等礼仪知识综合运用到实际工作中。

【实践准备】

1. 环境准备　光线充足,温度适宜的模拟病室。

2. 物品准备

（1）着装准备:护士服、护士鞋、护士帽、发夹、护士表、胸牌。

（2）用物准备:根据操作要求准备相关用物。

【实践学时】

2学时。

【实践方法与过程】

活动一　入院护理

1. 教师示范讲解护理过程礼仪的注意事项。

2. 学生2~4人一组,其中一人扮演李晓仪,一人扮演患者,练习入院护理操作过程。

3. 练习完毕后进行分组展示,教师及学生对每组的展示结果进行评价,并指出改进方法。

4. 按照教师和同学们的建议进行调整和完善。

活动二　氧气吸入

1. 教师示范或播放录像,讲解氧气吸入护理过程中礼仪的注意事项。

2. 学生2~4人一组,其中一人扮演李晓仪,一人扮演患者,练习氧气吸入的操作过程。

3. 练习完毕后进行分组展示,教师及学生对每组的展示结果进行评价,并指出改进方法。

4. 按照教师和同学们的建议进行调整和完善。

活动三　出院护理

1. 教师示范或播放录像,讲解出院护理过程中礼仪的注意事项。

2. 学生2~4人一组,其中一人扮演李晓仪,一人扮演患者,练习出院护理的工作过程。

3. 练习完毕后进行分组展示,教师及学生对每组的展示结果进行评价,并指出改进方法。

4. 按照教师和同学们的建议进行调整和完善。

【综合演练】

今天,新入院一位患者,男,68岁,因慢性阻塞性肺气肿加重入院,李晓仪是该患者的责任护士,请根据患者的具体情况演示入院护理、氧气吸入法、出院护理的全过程,充分运用护理礼仪知识。

【评价要点】

1. 学习态度　是否积极认真地参与并较好地完成了训练任务。

2. 技能发展　是否能在教师的指导下正确将礼仪知识很好运用到护理工作中。

3. 职业情感　是否在训练过程中严谨、认真,体现护士的职业风范。

4. 团队精神　是否积极参与团队活动;团队成员之间是否团结协作、相互指导;是否有集体荣誉感。

【礼仪之星】

请选出班级的礼仪之星和小组中的礼仪之星。

姓名:＿＿＿＿＿＿＿＿

（刘旭琴　马丽）

教学大纲（参考）

一、课程性质

护理礼仪是中等职业教育护理专业的一门重要的人文课程，也是入职护理岗位的必修课程。本课程内容基于护理工作中典型工作任务对职业礼仪素养的要求，涵盖护士日常的仪表礼仪、行为礼仪、言谈礼仪，到各科室的护理工作以及护患交往中各场景、各环节的基本礼仪。应注意将礼仪规范与护理人员的职业素质养成教育紧密结合，突出价值引领和护理岗位礼仪应用能力的培养。本课程可采用行为导向、任务驱动、案例分析等教学方法，促使学生树立文化自信，理解并重视礼仪规范在护理工作中所展现出的人文关怀的重要意义，传承中华传统美德，弘扬社会主义核心价值观，自觉按照礼仪规范的各项要求，提升思想道德水平，逐步树立明理诚信，谦和友善的作风，塑造良好的护士职业形象，形成良好的职业道德和礼仪素养，提高服务质量，以适应护理职业和构建和谐社会的需要。

二、课程目标

寓价值观引导于知识传授和能力培养之中，通过本课程的学习，学生能够达到下列要求：

（一）素质目标

1. 具有敬佑生命、救死扶伤、甘于奉献、大爱无疆的职业精神。

2. 能够自觉从中国传统文化中汲取礼仪养分，形成勤奋好学，明礼诚信，团结合作的精神，以及高度的责任心和同理心。

3. 能够自觉运用礼仪规范，展现良好的行为习惯和职业素质，构建和谐的人际关系。

4. 具有爱岗敬业、无私奉献的工作作风和热情周到的服务意识、责任意识，形成良好的职业道德。

（二）知识目标

1. 系统掌握仪表礼仪、行为礼仪、言谈礼仪、交往礼仪、接待礼仪，以及护理工作中各部门工作礼仪、操作礼仪等礼仪规范及具体要求。

2. 熟悉护理工作中各环节的礼仪规范及具体要求。

3. 了解礼仪在护理工作中的重要意义和作用。

（三）能力目标

1. 熟练掌握仪表礼仪和行为礼仪规范及要求，自觉塑造良好的护士职业形象。

2. 熟练掌握和正确运用礼仪规范和技巧，在日常生活和护理工作中融洽地进行沟通与交往。

3. 学会自觉运用礼仪规范开展日常护理工作，提供优质礼貌服务，构建和谐的护患关系。

4. 学会恰当地处理和解决日常生活与护理工作中常见的礼仪问题和危机。

三、教学时间分配

教学内容	学时		
	理论	实践	合计
一、护理基础礼仪——塑造赏心悦目的外表	3	6	9
二、护理社交礼仪——培养大方得体的言行	2	2	4
三、护理工作礼仪——成为谦和有礼的护士	2	3	5
合计	7	11	18

四、教学内容和要求

单元	教学内容	教学要求	教学活动参考	参考学时	
				理论	实践
一、护理基础礼仪——塑造赏心悦目的外表	（一）为什么要学习礼仪 1. 礼仪概述 2. 护士礼仪与职业形象培养 （二）如何塑造得体的护士职业形象 1. 护士仪表礼仪 2. 护士工作服饰礼仪	了解 熟悉 掌握 掌握	案例分析 理论讲授 模拟演示	1	
	实践1：护士仪表礼仪规范训练	熟练掌握			2
	（三）护士行为礼仪 1. 如何塑造仪态美 2. 如何在护理工作中体现仪态美	掌握	案例讨论 理论讲授 角色扮演 情境教学	2	
	实践2：基本行为礼仪训练 实践3：护士工作行为礼仪训练	熟练掌握 熟练掌握	技能训练		2 2
二、护理社交礼仪——培养大方得体的言行	（一）护士言谈礼仪 1. 如何说话最能打动人心 2. 如何正确表达自己	熟悉 掌握	案例分析 理论讲授 情景教学 角色扮演	1	
	实践4：护士言谈礼仪训练	熟练掌握	角色扮演		1
	（二）护士交往礼仪 1. 护士基本交往礼仪 2. 护士院内交往礼仪	熟悉 掌握	理论讲授 案例教学 角色扮演 情境教学	1	
	实践5：护士交往礼仪训练	熟练掌握	角色扮演		1
三、护理工作礼仪——成为谦和有礼的护士	（一）护士日常接待工作礼仪 1. 护士日常接待工作 2. 护士日常送别工作	掌握 掌握	案例讨论 理论讲授 情境教学	1	
	实践6：护士日常接待工作礼仪训练	熟练掌握	角色扮演		1
	（二）各部门护理工作礼仪 1. 门诊及急诊护士工作礼仪 2. 手术室护士工作礼仪 3. 病区护士工作礼仪	熟悉	案例分析 理论讲授 情境教学	1	

单元	教学内容	教学要求	教学活动参考	参考学时	
				理论	实践
三、护理工作礼仪——成为谦和有礼的护士	（三）护理操作礼仪 1. 护理操作各阶段应注意哪些礼仪规范 2. 常用的护理操作应注意哪些礼仪规范	熟悉			
	实践8：护士综合礼仪素质训练	熟练掌握	技能训练		2

五、说明

（一）教学安排

本教学大纲主要供中等卫生职业教育护理专业教学使用，在第一学期开设，总学时为18学时，其中理论教学8学时，实践教学10学时。学分为1学分。

（二）教学要求

1. 全面落实课程思政建设要求，强化课程育人理念。教学中应注意围绕课程内容精选课程思政案例，实现德、识、能三位一体育人。

2. 本课程是思想政治教育的重要环节和有效载体，教学过程中应在课程思政理念指导下，突出价值引领，渗透中华传统美德教育、社会主义核心价值观和道德观念的养成教育，注重培养学生形成自主自觉的行为习惯，将道德修养和礼仪规范内化于心，外化于行，自觉付诸实践。

3. 本课程采用基于工作过程的项目教学法，重点强调岗位胜任能力的培养，充分发挥学生的主体作用。教学设计时，应将教学内容安排在护理岗位典型的工作任务中，学生通过分析案例、明确目标、制订计划、设计方案、实践操作、总结演示、评定反馈等步骤，亲历工作岗位中典型工作任务的完整过程，了解和熟悉与工作情境相关的礼仪知识，逐步掌握科学的学习方法和处理礼仪问题的策略，学会灵活运用各类礼仪规范，形成良好的职业道德和礼仪素养，发展解决综合问题的能力。

4. 课程应注重理论与实践相结合，尽可能利用多媒体设备，通过教学相关资料图片、视频等，让学生更加直观清晰地理解和掌握所学内容。实践环节应在空间宽敞明亮，便于组织开展学生实践训练、展示交流的实训室、形体训练室开展，有利于学生按照礼仪规范的各项要求开展各项模拟训练，相互学习借鉴，取长补短。

（三）教学建议

1. 本课程承担了思想道德教育的重要功能，在教学过程中，应有意识地追根溯源，引导学生在中华传统礼仪文化中汲取养料，挖掘礼仪课程所蕴含的思政内涵，通过教学活动、方式、手段的巧妙设计，推陈出新，实现思想政治教育和护理礼仪专业内容的有机结合，达到"春风化雨，润物无声"的育人效果，使学生成为有理想、有道德、有温度、有情怀的护理事业接班人。

2. 本课程应充分发挥学生的主体作用，依据护理岗位的工作任务、职业能力要求，强化理论实践一体化，突出"做中学、做中教"的职业教育特色。根据培养目标、教学内容、学生的学习认知特点，以及护士职业资格考核要求，提倡案例教学、任务驱动式教学、角色扮演、情景模拟等方法，将学生的自主学习、合作学习和教师引导教学等教学组织形式有机结合，突出岗位应用能力和职业素质的培养。

3. 教学中应注重职业情景的创设，可以让学生采用角色扮演、组建团队等形式，开展礼仪情景剧的展示及竞赛，以赛促学，促进礼仪应用能力的学习提升。

4. 教学过程中，可通过测验、观察记录、技能考核和理论考试等多种形式，对学生的职业素养、专业知识和技能进行综合考评。评价内容不仅关注学生对知识和技能的掌握情况，更要关注学生在护理工作实践中运用知识与解决实际问题的能力水平。评价主体可采用自评、他评、教师评价的多元立体评价模式。充分体现评价主体的多元化，评价过程的多元化，评价方式的多元化，使评价更加科学客观。

参 考 文 献

[1] 王燕, 秦秀海. 护理礼仪与人际沟通 [M]. 北京 : 人民卫生出版社, 2018.

[2] 秦东华. 护理礼仪与人际沟通 [M]. 2 版. 北京 : 人民卫生出版社, 2019.

[3] 曾萍萍, 蒙桂琴. 护理礼仪与人际沟通 [M]. 2 版. 北京 : 人民卫生出版社, 2017.

[4] 王宇, 高元杰. 护理礼仪与人际沟通 [M]. 北京 : 人民卫生出版社, 2018.

[5] 宋海燕, 宋文娟. 护理礼仪 [M]. 北京 : 人民卫生出版社, 2015.

[6] 耿洁, 吴彬. 护理礼仪 [M]. 3 版. 北京 : 人民卫生出版社, 2015.